颅脑与颈动脉
超声诊断模板与图谱

邢英琦　主编

编　者　刘　影　韩　珂　白　竹　陈　盈
王丽娟　张　洁　宋　歌　周杨杨

U0391910

人民卫生出版社

图书在版编目（CIP）数据

颅脑与颈动脉超声诊断模板与图谱 / 邢英琦主编 . —北京：
人民卫生出版社，2016

ISBN 978-7-117-22757-5

Ⅰ.①颅… Ⅱ.①邢… Ⅲ.①脑病 – 超声波诊断 – 图谱②颈动
脉疾病 – 超声波诊断 – 图谱 Ⅳ. ①R651.104–64 ②R543.404–
64

中国版本图书馆 CIP 数据核字（2016）第 125955 号

| 人卫智网 | www.ipmph.com | 医学教育、学术、考试、健康，购书智慧智能综合服务平台 |
| 人卫官网 | www.pmph.com | 人卫官方资讯发布平台 |

颅脑与颈动脉超声诊断模板与图谱

主　　编：邢英琦

出版发行：人民卫生出版社（中继线 010-59780011）

地　　址：北京市朝阳区潘家园南里 19 号

邮　　编：100021

E - mail：pmph @ pmph.com

购书热线：010-59787592　010-59787584　010-65264830

印　　刷：北京盛通印刷股份有限公司

经　　销：新华书店

开　　本：889×1194　1/16　印张：11

字　　数：348 千字

版　　次：2016 年 8 月第 1 版　2024 年 1 月第 1 版第 7 次印刷

标准书号：ISBN 978-7-117-22757-5/R · 22758

定　　价：98.00 元

打击盗版举报电话：010-59787491　E-mail：WQ @ pmph.com

（凡属印装质量问题请与本社市场营销中心联系退换）

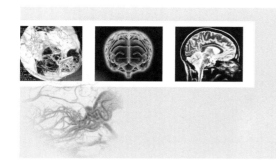

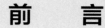

前　言

　　经颅多普勒超声(transcranial Doppler,TCD)及彩色多普勒超声在血流动力学的评估方面有着不可比拟的优势,现已成为研究缺血性脑血管病病因、发病机制、治疗和预后不可或缺的手段。

　　TCD不仅在血管狭窄诊断与侧支评估方面有价值,而且在蛛网膜下腔出血后脑血管痉挛、动静脉畸形、海绵窦瘘、颅内压增高与脑死亡、微栓子监测、发泡试验对右向左分流的诊断、颈动脉内膜剥脱术围术期应用、脑血流调节检测等方面也都有着很高的诊断价值。彩色多普勒超声不仅用于颈部血管闭塞性疾病的定位(狭窄位置)、定量(狭窄程度)及定性(病因学诊断如动脉粥样硬化、夹层、大动脉炎),而且在颞动脉超声、超声斑块造影评估斑块内新生血管、肌肉超声、黑质超声、颈部静脉超声等方面都颇有建树,这些新技术的开展,源源不断地为临床工作提供崭新的辅助诊断方法,为医生做疾病诊断及制定治疗方案时都提供有价值的信息。

　　我从事头颈部血管超声已有11年,目前我所在的吉林大学白求恩第一医院头颈部血管超声中心已经拥有三十多名医护人员的团队,以及近三十台设备。在多年的巡讲或者教学中,我们发现许多操作医生和技术员对TCD的基本应用——血管狭窄的诊断及侧支循环的评估做出不准确,甚至完全是错误的结论,即使从业多年也不会调节TCD设备,不会使用M模和监护曲线,不了解TCD频谱基本参数的意义,这些都阻碍了TCD的临床应用。本书聚焦在"TCD对血管狭窄的诊断"这个最基本的问题,深入浅出地讲解和分析频谱与病例,希望操作者少走弯路,尽快掌握TCD的基本技能。

　　本书共十一章,第一章介绍了TCD与彩色多普勒超声在临床工作中存在的问题及原因分析,第二章介绍了头颈部血管的解剖基础,第三至五章介绍了TCD的参数及基本操作规范,第六至十章分别介绍了TCD对大脑中动脉、椎动脉、基底动脉、锁骨下动脉狭窄或闭塞的诊断,第十一章介绍了TCD在颈动脉内膜剥脱术围术期的应用。我们对每一部分都做了系统而详尽的讲解,并分享了很多在多年工作中积累的典型病例,结合病史、其他影像学检查和相关临床知识,帮助读者更好地理解TCD的基本应用。本书作为一本图谱,看图说话,内容详尽,紧密结合临床,提高了本书的可读性,使其成为一本颇有趣味的读物。

　　作为一本TCD评价颅内动脉狭窄和侧支循环的专著,相信它一定能为临床一线的超声医师和神经内科医师提供有用的帮助,为TCD技术在我国的发展和普及起到推动作用。关于本书的书名简单说明如下:因第一次出书,经验尚浅。在2年前申报书名时原计划写颅脑与颈动脉超声两部分内容,由于要同时照顾两个孩子睿和智,先完成了TCD常规应用方面的内容。在今后我们会继续撰写TCD的其他应用、颈动脉超声以及彩色多普勒超声在神经系统疾病的更多应用,请读者们谅解。

　　由于受资历、经验、写作水平的限制,本书难免有缺点和不足之处,请前辈们多指教,也请读者和同仁们批评指正。

邢英琦
2016年5月14日 于长春

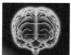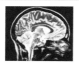

目 录

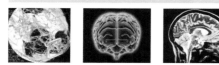
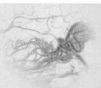

目前经颅多普勒(transcranial Doppler,TCD)和颈动脉彩色多普勒超声(carotid Doppler ultrasonography,CDU)在临床工作中得到广泛的应用,但仍然存在很多问题。不规范操作 TCD 及 CDU,影响了准确性,从而削弱了血管超声在临床中的诊断价值,进而导致临床医生对 TCD 及 CDU 的结果存在怀疑,影响了血管超声的临床应用。那么,血管超声应用中存在哪些误区? 会对结果造成什么影响? 其原因又是什么呢? 以下分为 3 个部分分别阐述 TCD 及 CDU 在临床应用中存在的问题及原因分析。

第一节 TCD 及颈动脉超声对临床的价值

首先介绍一个病例:患者,男性,58 岁,因发作性右侧肢体活动不灵、言语不清 2 个月,加重 1 周就诊。既往史:高血压病史 10 余年,吸烟、饮酒史 30 余年。神经系统查体无明显异常。辅助检查:见图 1-1-1,磁共振血管造影(magnetic resonance angiography,MRA):右侧大脑前动脉(right anterior cerebral artery,RACA)限局性信号丢失,提示狭窄(A 图,红色箭头)。磁共振成像(magnetic resonance imaging,MRI)Flair 像可见颅内左侧半球多发点状、片状长 T_1、长 T_2 及高 Flair 异常信号(图 1-1-1B、C,红色箭头),提示多发腔隙性脑梗死。

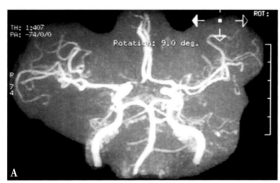
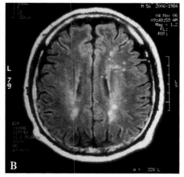
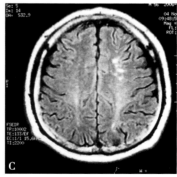

图 1-1-1 头部 MRI 和 MRA

根据目前临床及辅助检查结果,我们仍然很难对患者短暂性脑缺血发作(transient ischemic attack,TIA)病因及发病机制进行一个准确的判断,继而我们为患者做了 CDU 检查,结果示:见图 1-1-2,左颈总动脉(left common carotid artery,LCCA)闭塞,左侧颈外动脉(left external carotid artery,LECA)血流反向,通过分叉处注入左侧颈内动脉(left internal carotid artery,LICA) (图 1-1-2A~C)。该患者又做了颈部 MRA 检查,证实了 LCCA 闭塞,颈部可见多支粗大的肌支血管代偿(图 1-1-2D)。TCD 微栓子监测:左侧大脑中动脉(left middle cerebral artery,LMCA)30 分钟内可监测到栓子信号 6 个(图 1-1-2E)。根据这些超声资料责任

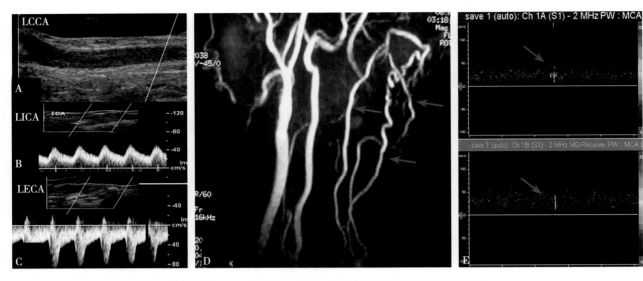

图 1-1-2　一名患者的 CDU、颈部 MRA 和微栓子监测图像

A. 能量多普勒显示 LCCA 无血流通过;B. LICA 血流呈低速低搏动改变;C. LECA 血流反向,通过分叉处供应左侧颈内动脉,频谱颅内化改变;D. 颈部 MRA:LCCA 未显影,但可见较多肌支血管(红色箭头);E. TCD 微栓子检测:可见栓子信号(红色箭头)

血管明确为 LCCA,发病机制为混合机制(动脉 - 动脉栓塞,低灌注 / 栓子清除能力下降)。

根据该患者的所有资料,可以做出正确的临床诊断:

短暂性脑缺血发作

责任动脉:左侧颈总动脉

发病机制:动脉 - 动脉栓塞,低灌注 / 栓子清除能力下降

危险性评估:极高危(I)。

这个病例说明当患者诊断为卒中后一定要做相应血管检查明确血管情况,并可以借助 TCD 和 CDU,进一步明确责任血管、发病机制及危险程度。

TCD 和 CDU 作为卒中患者的首选检查方法,它主要的作用包括全面评价血管情况,判断狭窄部位及程度,明确侧支循环途径;微栓子监测可以实时发现、定位、量化栓子现象;发泡试验有助于不明原因脑梗死右向左分流的诊断;溶栓术中监测一方面有助溶作用,促进血管再通,另一方面可以及时发现血管再闭塞;此外,可以对血管内支架置入术、颈动脉内膜剥脱术、血管搭桥手术、心脏手术等进行围术期栓塞、血栓形成及灌注情况监测。CDU 主要作用包括:测量内中膜厚度、判断斑块易损性、评估狭窄程度和病因学检测。

但是,TCD 应用中存在较多问题,下面通过一些病例来说明和分析其内在原因。

第二节　TCD 应用中存在问题及原因分析

图 1-2-1 是常见的典型的 TCD 错误报告,这两份报告是两家三甲医院为同一名烟雾病患者做 TCD 检查后给出的报告。A 图仅检查了双侧大脑中动脉(middle cerebral artery,MCA)、双侧大脑前动脉(anterior cerebral artery,ACA)及基底动脉(basilar artery,BA)5 根血管,诊断为大脑血管弹性减退和脑供血不足。这份报告血管探测不全,结论有误。B 图中 BA 的探测深度只有 64mm,但 64mm 深度探测到的只是椎动脉(vrtebral artery,VA)。LMCA 的收缩期峰值流速(Vs)105cm/s,报告为 LMCA 流速增高,但通常正常 MCA 流速大约为 70~140cm/s,所以这个 MCA 的血流速度并未增快。根据一个并未增快的流速得出脑血管痉挛的诊断更是错误的。并且这份报告 BA 探测深度太浅,结论完全不对。

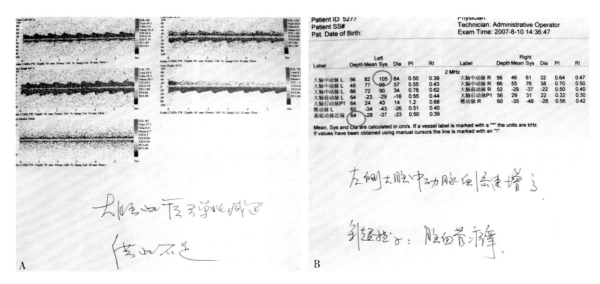

图 1-2-1　两份常见的典型的 TCD 错误报告

因此 TCD 应用中常见的问题包括：

一、血管探测不全，无法得出正确的结论

正确的 TCD 检查应包括双侧 MCA、ACA、大脑后动脉（posterior cerebral artery，PCA）、颈内动脉终末段（terminal internal carotid artery，TICA）、颈内动脉虹吸段（carotid siphon，CS）、双侧 VA 及 BA 这 13 条血管。不仅要注意每根血管的流速、方向和频谱形态，并要比较双侧同名血管血流速度及搏动指数是否对称；MCA、ACA、PCA 血流次序是否正常。通过颅内这 13 根血管的检查，可以评价前、后循环血管的基本情况。

二、BA 探测深度不够，未探测血管全长

有些 TCD 操作者探测 BA 时深度过浅，大约在 70~80mm，是错误的，通常双侧 VA 汇合成 BA 处在深度 80mm 以上，但也有的患者汇合处在深度 85mm 或以上，所以 BA 探测深度要足够深，建议深度 90mm 以上为确定的 BA，如果深度为 75~85mm 有狭窄的频谱，可应用经颅彩色多普勒超声（transcranial color-coded duplex sonography，TCCD）进一步确认病变部位。如果探测 BA 时只探测一个深度，这也是错误的，因为 BA 正常长度为 3cm 或更长，由于 BA 起始段和末段都是动脉粥样硬化好发的部位，因此一定要连续深度探测 BA 全长，深度为 80~110 mm。

下面这个病例是关于 BA 探测深度的病例：

患者，男性，52 岁，因头晕、恶心、呕吐来院就诊，TCD 检查双侧 MCA、ACA、PCA、TICA、CS 血流速度及频谱形态均正常，双侧 VA 和 BA 图谱见图 1-2-2。图 1-2-2A 可见左侧椎动脉（left vertebral artery，LVA）血流速度及频谱形态正常。图 1-2-2B 从右侧枕旁窗，在 85mm 深度处可探及一个异常的血流信号，表现为血流速度异常增快，收缩期 Vs 约 280cm/s，可见涡流、湍流，声频粗糙（提示重度狭窄）。图 1-2-2C 可见 BA 在 104mm 深度时血流速度正常，但峰形圆钝，达峰时间延长，提示为狭窄后血流频谱改变。

那么，85mm 深度探测到的狭窄的血流信号应该定位在什么部位：VA？ BA？

患者进行头部 MRA 检查（图 1-2-2D、E），图中箭头右侧椎动脉（right vertebral artery，RVA）血流信号中断，提示重度狭窄，所以在深度 85mm 时探测的血管还是 VA。因此，由这个病例可看出，BA 的探测深度要足够，否则判断狭窄部位可能会出现错误，如果未全程探测，会漏诊大部分 BA 的病变。

三、只重视血流速度，忽视搏动指数

很多操作者做 TCD 检查时，只重视血流速度，忽视搏动指数。认为：若血流速度正常，则 TCD 就正常，

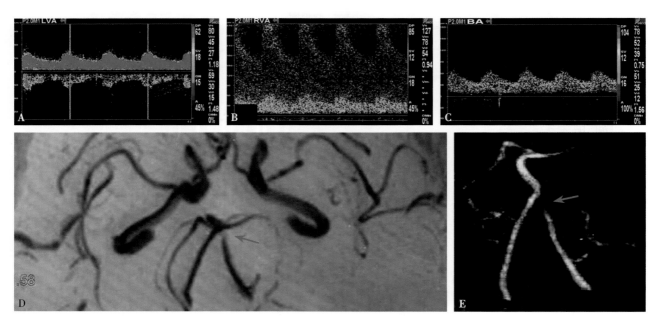

图 1-2-2　一例 VA 狭窄患者的 TCD 及头 MRA 图像

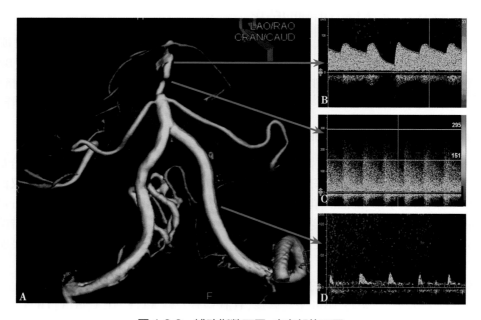

图 1-2-3　搏动指数不同,病变部位不同

这也是错误的。在 TCD 检查中搏动指数和血流速度同等重要,搏动指数可以提供很多信息。不同的搏动指数,说明了病变部位的不同。如图 1-2-3A 所示 MRA 检查发现 BA 血流信号中断,提示重度狭窄。图 1-2-3B~D 分别为狭窄后段、狭窄处和狭窄前段的血流频谱,三个频谱具有不同的形态。图 1-2-3B 表现为血流速度相对减慢,搏动指数减低,是严重狭窄或闭塞后低搏动的波浪状频谱。图 1-2-3D 血流速度减慢,搏动指数增高,是严重狭窄或闭塞前的高阻力表现。不同的搏动指数指引操作者寻找狭窄的确切部位。并且,当血管极重度狭窄时,狭窄局部血流速度并非增高,而是表现为血流速度减低,甚至低于正常流速,此时就可以根据血管搏动指数的变化推断血管病变的部位。由此可以看出,搏动指数对判断血管病变的部位非常重要。

四、不做压颈试验

很多 TCD 医生因为担心压颈试验造成斑块脱落,所以从来不做压颈试验。目前美国 TCD 操作指南里压颈试验也不作为常规操作。但是,压颈试验可以鉴别探及的是哪条动脉,并判断侧支循环的开放情况。例如在血管内膜剥脱术术前,根据压颈试验后 MCA 血流速度的变化,判断侧支通路是否存在,以及血管内膜剥脱术术中是否需要放置转流管。

病例:男性,54 岁,无不适主诉,常规进行体检,TCD 探及血管流速及频谱形态均正常。图 1-2-4 双侧 MCA 频谱所示,双侧血流速度、频谱形态均正常(A 图:RMCAVs 为 83cm/s,PI 1.1;B 图:LMCA 的 Vs 为 79cm/s,PI 0.9),而且双侧同名血管频谱对称,因此如果不做压颈试验就会诊断为"TCD 检查未见异常"。但压颈试验后发现:分别压迫双侧颈总动脉(common carotid artery,CCA)后,LMCA 血流均不下降;LCS 的血流速度及频谱形态正常,压 LCCA 后血流未下降。根据这些资料,考虑病变血管是哪根? CDU 示双侧 CCA 管径不对称,RCCA 管径9.5mm,向上分成 RECA 和 RICA(C 图);LCCA 管径 4.5mm,向上未见血管分叉,直接延续为 LECA,LICA 管腔未显影(D 图)。CDU 提示 LICA 先天未发育。

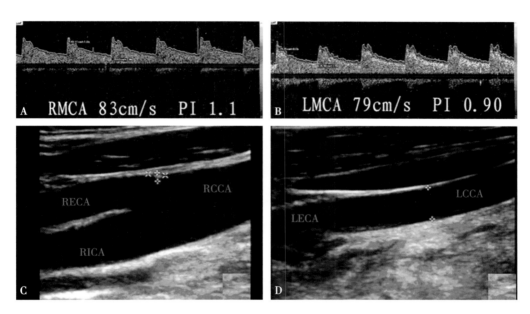

图 1-2-4　一名颈内动脉先天未发育患者的 TCD 频谱和 CDU 图像

进一步检查头 MRI 和 MRA,如图 1-2-5 所示,头 MRA 示 LICA 未显影(A 图,红色箭头),BA 供血给 LPCA 及 LMCA(长箭头为 LMCA,短箭头为 LPCA)。头 MRI 可见右侧颈动脉管内走行的颈内动脉横断面(D、E 图,短箭头),但左侧未见骨性颈动脉管(D、E 图,长箭头)。

结论:LICA 先天未发育。这个病例做 TCD 时,如果不做压颈试验的话,就会漏诊颈内动脉(internal carotid artery,ICA)未发育。所以,在做 TCD 时候,正确安全地做好压颈试验很重要。

压颈的位置在甲状软骨(喉结)以下,气管以外,胸锁乳突肌内缘以内,在这个区域内可以触及到搏动的颈动脉,用食指和中指按压颈动脉。压颈的时候手法要轻柔,点到为止。压颈同时还要注意有无栓子脱落:注意看淡蓝色频谱背景上是否有高强度的异常信号出现(图 1-2-6),同时注意听是否有尖锐的"鸟鸣音"。若年龄较大,有危险因素的患者,如果有条件,先做 CDU,注意斑块的位置,压颈时避开。如果没有 CDU,建议用 4MHz 探头先做颅外动脉,或者用听诊器听颈部杂音。

五、"以点代面"——每根血管设置一个深度,未探及血管全程

探查血管要尽可能地探查其全长,尤其是 MCA、VA 及 BA,要求我们必须连续深度全程探查,MCA 探

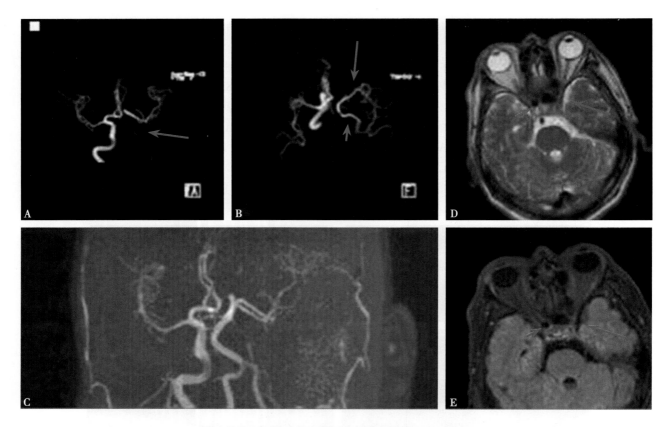

图 1-2-5　与图 1-2-4 为同一例患者的头 MRI 检查

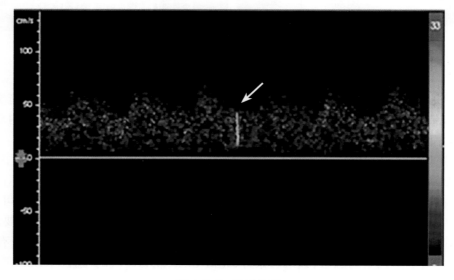

图 1-2-6　栓子信号

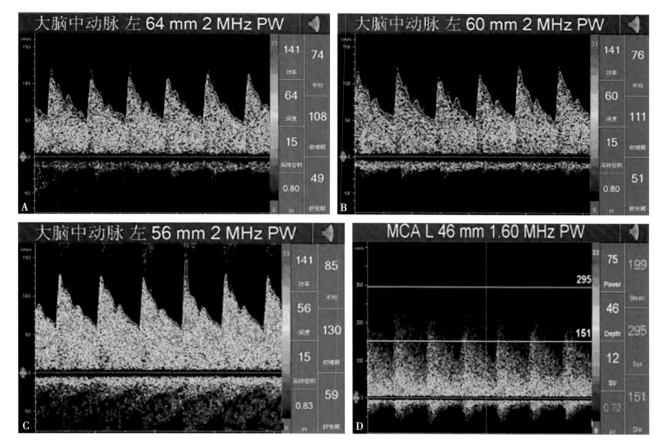

图 1-2-7　一例 LMCA 远段狭窄患者的 TCD 频谱

A~D 深度分别为 64mm、60mm、56mm、46mm,可见 A、B、C 图血流速度及频谱形态均正常,但是 D 图血流速度异常增快,可见涡流湍流,声频粗糙,提示为 LMCA 远段重度狭窄

测深度为 30~60mm,VA 深度为 50~80mm,BA 深度为 80~110mm。

　　图 1-2-7 是一例 LMCA 远段狭窄患者的 TCD 频谱,LMCA 的起始处、主干血流正常(图 1-2-7A~C),但远段(图 1-2-7D)存在重度狭窄。所以,探测血管一定要连续深度探查,避免漏诊。

六、"盲人摸象"——单纯分析每一幅频谱,没有频谱群的观念

　　Willis 环的血管是一个整体,互相影响,互相制约,所以一定要整体地去评价血管情况,而不能单一去分析每一幅频谱,要树立频谱群的观念。

　　病例:患者,男性,27 岁,常年头痛,左侧颞窗穿透不良。如图 1-2-8 所示,从右侧颞窗可见 RTICA(B图,基线上方)、RMCA(A 图)、RACA(B 图,基线下方)存在涡流、湍流、短弧线,闻及鸥鸣音(提示重度狭窄)。头 MRA(C 图)短箭头 RTICA、RMCA、RACA 限局性信号变淡,提示重度狭窄。由于患者左侧颞窗穿透不良,所以从右侧颞窗探查 LMCA 血流速度(D 图基线下)慢于 LACA(D 图基线上)及 LPCA(E 图)。如果孤立的分析 LMCA 的血流速度及频谱形态,会得出 LMCA 正常的结论。但如果频谱群进行分析,发现 LACA及 LPCA 血流速度快于 LMCA,发生血流次序改变,提示 LMCA 慢性闭塞,图 C 长箭头为 LMCA 主干消失,由新生烟雾状血管替代。这个年轻患者,没有脑血管病常见高危因素,双侧 TICA、MCA 和(或)ACA 重度狭窄或闭塞,结合临床各项资料在排除其他疾病后,最终确诊为烟雾病。所以,避免孤立的分析每一幅频谱,树立频谱群的观念。

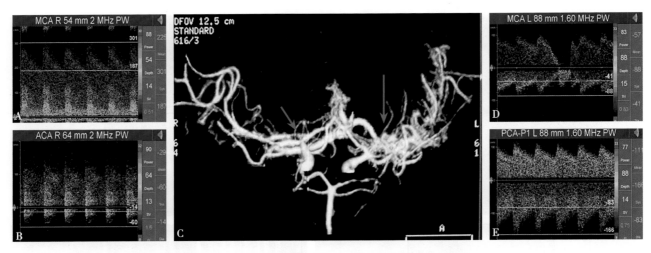

图 1-2-8　一名烟雾病患者的 TCD 频谱和头 MRA 图像

七、简单地认为"血流速度增快 = 脑血管痉挛""血流速度减慢 = 脑供血不足",或仅仅报血流速度增快或减慢,而不去寻找其原因

既往存在很多错误的观念,比如 TCD 血流速度增快就是血管痉挛,而血流速度减慢就是脑供血不足,这些观念是错误的。目前,随着 TCD 知识的普及,越来越多操作者认识到 TCD 不能报血管痉挛和供血不足,但又诞生另一种错误,就是只报现象,如:×× 血管流速增快或 ×× 血管流速减慢,这是另外一种误区。绝大多数情况下,TCD 应该明确的报告结论是:×× 血管 ×× 部位 ×× 程度狭窄。血流速度增快可出现于多种情况,如图 1-2-9 所示,如血管狭窄(A 图:可见涡流、湍流,声频粗糙)、代偿性增快(B 图:频谱形态大

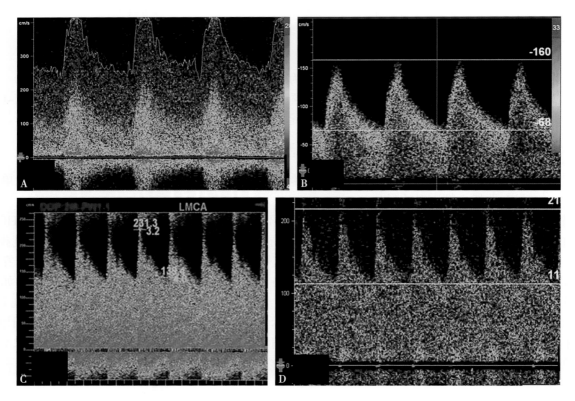

图 1-2-9　血流速度增快的几个例子

A. 血管狭窄;B. 代偿性增快;C. 动静脉畸形的供血动脉;D. 血管痉挛

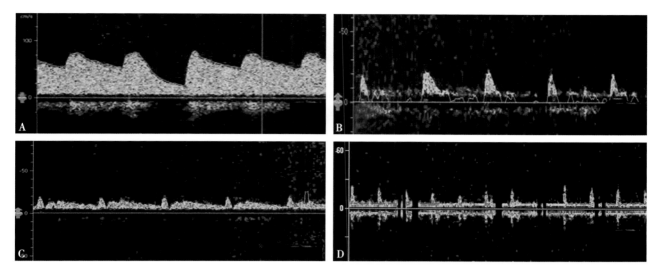

图 1-2-10　血流速度减慢的几个例子

A. 狭窄远段,波浪状频谱;B. 狭窄近段,高阻力频谱;C. SubA 盗血时 VA 的频谱表现;D. 颅内压增高或脑死亡频谱

致正常)、动静脉畸形供血动脉(C 图:搏动指数减低及隆隆样杂音)、血管痉挛(D 图:均匀一致、多条动脉流速增快,峰形尖锐)等。所以,血流速度增快不等于血管痉挛,操作者需要认真分析每一幅频谱伴随的其他特点。血流速度减慢也可见于多种情况,如狭窄后的低流速低搏动(A 图:波浪状频谱);狭窄近段的低流速高阻力(B 图)、锁骨下盗血时 VA 频谱(C 图:收缩期切迹)、颅内压增高(D 图:血流速度减慢和搏动指数增高,也常出现舒张期血流反向等变化)等。因此,血流速度的改变不能简单地理解为痉挛或供血不足,多数血流速度变化是由其他原因导致的,这些频谱除了流速以外,还具有其他的特点,操作者根据这些特点,尽可能做出明确的诊断。

所以,规范 TCD 的正确操作和诊断非常重要。TCD 操作者应该做到:

1. 血管探测全面(包括双侧 MCA、ACA、PCA、TICA、CS、VA 和 BA);
2. 每根血管连续深度全程探测(MCA 30~60mm,VA 50~80mm);
3. BA 探测深度要足够(80~110mm);
4. 同等看重血流速度及搏动指数;
5. 做好压颈试验;
6. 树立频谱群的观念;
7. 用好 4MHz 探头;
8. 认真、仔细地寻找每一个血流速度增快和减慢的原因。

第三节　颈动脉超声临床应用中存在的问题及原因分析

CDU 在实际操作中也存在很多问题,包括:

一、前后循环分开做

很多医院的检查列表里,颈动脉[包括 CCA、ICA、颈外动脉(external carotid artery,ECA)]超声为一套检查,一次交费。如果临床医生需要明确后循环血管的情况,需要再开单进行 VA 超声或锁骨下动脉(subclavian artery,SubA)超声检查,这是另一套检查,另一次交费。这就容易出现临床医生只开单做前循环或者后循环,而并不是一起完成一套全面的检查,全面检查应包括 CCA、ICA、ECA、VA 和 SubA 的血管检查。而前后循环血管是相互平衡的,颈动脉超声需要同名血管对比、前后循环血管对比才能得出准确的

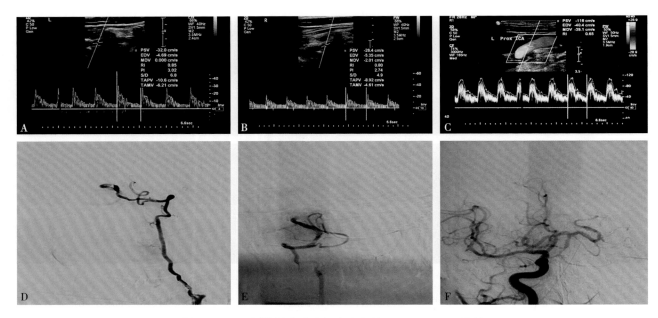

图 1-3-1　一例椎基底动脉闭塞患者的 CDU 及 DSA 图片

A~C. 颈部动脉超声显示双侧 VA 呈相对高阻力频谱改变，ICA 正常；D. LVA 造影时，LVA 显影，但 BA 未显影；E. RVA 造影时，可见 RVA V3 段未显影；F. RICA 造影时，见造影剂通过 RPCoA，进而 BA 远端显影。因此证实患者 RVA V3 段及 BA 近段闭塞

结论。

病例：男性，52 岁，因头晕 1 年，右侧肢体麻木 1 周就诊，既往高血压病史 10 年。该患者 CDU 检查双侧 VA 椎间隙段：如图 1-3-1 所示，LVA（A 图）血流速度 32.0/4.69cm/s，RI：0.85，RVA（B 图）血流速度 26.4/5.35cm/s，RI：0.80，VA 的管径和流速在正常范围内，如果孤立得分析 VA 频谱，会得出 VA 正常的结论。但是，与前循环血管相比较——LICA（C 图）血流速度 116/45.4cm/s，RI：0.65，会发现双侧 VA 椎间隙段阻力指数较前循环明显增高，呈相对低流速高阻力血流信号改变，因此根据这种相对变化，考虑为 VA 或 BA 闭塞或重度狭窄。TCD 检查发现 LVA 呈相对低流速高阻力血流信号改变，未探及 RVA 及 BA 血流信号。CDU 与 TCD 检查互相结合分析，诊断为：RVA、BA 存在极重度狭窄或闭塞可能性大，建议进一步做数字减影血管造影（digital subtraction angiography，DSA）检查。DSA 发现：RVA V3 段闭塞（E 图），BA 近段闭塞（D、E 图）。如果该患者最初做 CDU 时前后循环分开做的话，操作者就无法对比 VA 与颈动脉的频谱形态，无法根据阻力指数的细微变化，得出 RVA/BA 颅内段病变的结论，必然导致漏诊。因此颈动脉超声应该包括 10 根血管（CCA、ECA、ICA、VA、SubA）。

二、重视二维结构，忽视彩色多普勒及频谱多普勒

很多医生做 CDU 时只重视二维结构，二维结构未见明显异常的就不继续检查彩色多普勒及频谱多普勒，这会漏诊很多有用的信息。在二维图像下，如果斑块回声很低，不易被发现；也有时动脉远心段病变，近段二维结构虽然没有改变，但根据血流频谱的变化，应该报告为 ×× 血管远段存在重度狭窄或闭塞。

图 1-3-2A、B，是一名患者 ICA 闭塞的典型超声表现。二维结构下可见 ICA 起始处均匀等回声物质填充（图 1-3-2A，红色箭头），彩色多普勒显示 ICA 起始处红 - 蓝相间的"开关征"（图 1-3-2B），诊断为 ICA 起始处闭塞。这种典型病例通常不会漏诊。再看另一个病例，图 1-3-2C、D 是一个在外院做 CDU 漏诊的 ICA 闭塞的病例。图 1-3-2C 可见 ICA 管腔通畅，二维结构下未见异常（图 1-3-2C），但彩色多普勒（图 1-3-2D）见红蓝相间的"开关征"，频谱多普勒（图 1-3-2E）显示为 Vs 减慢、舒张期血流信号消失，呈低流速高阻力血流信号改变，提示 ICA 起始处闭塞。这个病例最初被漏诊，考虑是由于操作者只重视二维结构，此患者管腔内被无回声物质填充，被误认为 ICA 管腔通畅，未进一步做彩色多普勒和频谱多普勒，最终导致

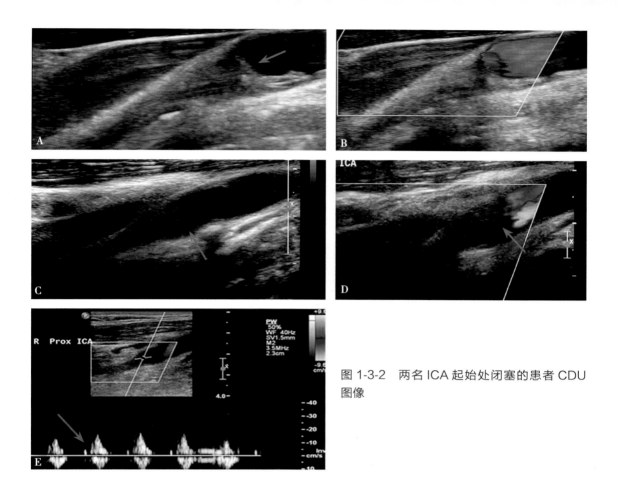

图 1-3-2　两名 ICA 起始处闭塞的患者 CDU
图像

ICA 起始处闭塞被漏诊。所以,"无回声"的管腔也可能是闭塞,必须在彩色多普勒及频谱多普勒下进一步确认。

　　另一例是根据频谱多普勒诊断的病例,患者,女性,48 岁,因左侧偏瘫就诊,该患者 CDU 示双侧 ICA 管腔通畅,二维超声下未见异常,彩色多普勒时双侧 ICA 颜色不同,左侧明亮,右侧暗淡。频谱多普勒时双侧也不同:如图 1-3-3 所示,LICA(A 图)收缩期 Vs94.5cm/s,RI:0.58,RICA(B 图)收缩期 Vs42.4cm/s,RI:0.67。双侧 ICA 血流速度、阻力指数明显不同,RICA 呈相对低流速高阻力血流改变,考虑颅内段重度狭窄或闭塞。该患者随即做了头 MRI+MRA,MRI 可见梗死灶(C 图,红色箭头),MRA 证实 RICA 终末段闭塞(D 图,红色箭头)。这就是根据频谱的形态诊断的病例。所以,CDU 检查不仅要重视二维结构,也要重视彩色多普勒及频谱多普勒,根据频谱的异常,来诊断血管远段的病变。

三、对狭窄程度判断不准确

　　CDU 目前存在的问题还包括对狭窄程度的判断不够准确,有时高估狭窄率,有时低估狭窄率。很多超声操作者根据纵断面扫查所得的图像,计算直径狭窄率,作为血管狭窄程度的诊断结果。忽视血管横断面的扫查及血流动力学的指标,这是判断狭窄率不准确的主要原因。大多数斑块是偏心型生长的,如果扫查的只是颈动脉的一个纵切面,就会出现高估或低估狭窄率的情况:如果超声声束正好切在斑块最厚的切面上,就会高估狭窄程度;如正好切在相对薄的切面上,则会低估狭窄程度。两个例子说明这个问题:

　　例 1:图 1-3-4A 可见 LCCA 中段纵切面上前外侧壁有一个较大的均匀等回声斑块,造成管腔狭窄,直径狭窄率 57%,那么根据这幅图的直径狭窄率,能诊断 LCCA 中段狭窄(50%~69%)吗?结合这个部位的横断面图像(图 1-3-4B),可见这是偏心型斑块,纵断面的扫查面正好切在了斑块的最长轴上,所以高估

11

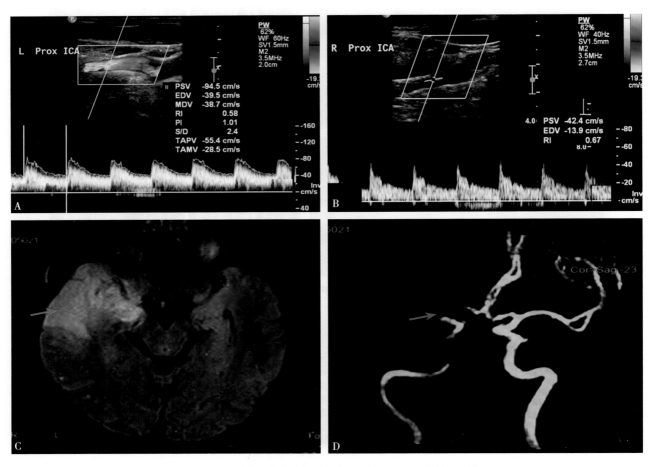

图 1-3-3　一例颈内动脉颅内段闭塞患者 CDU、磁共振图像

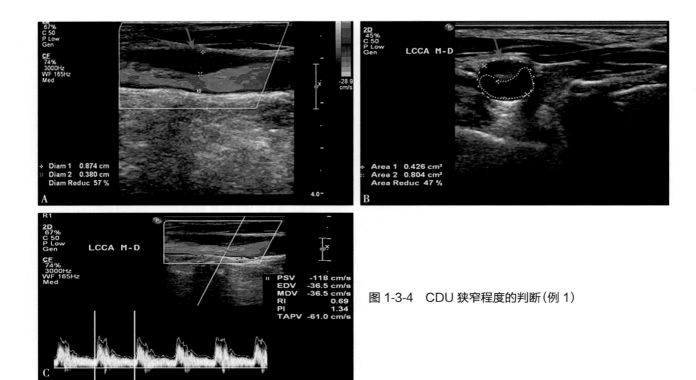

图 1-3-4　CDU 狭窄程度的判断（例 1）

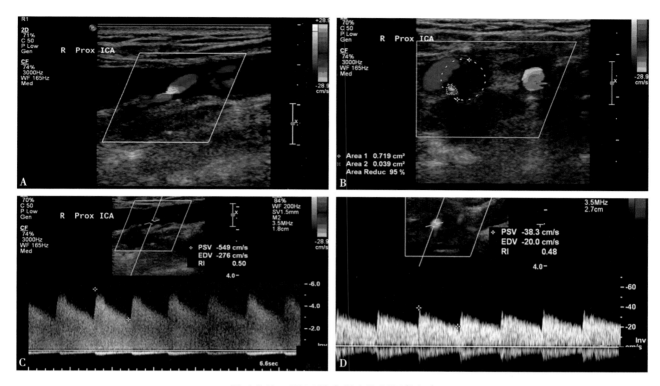

图 1-3-5　CDU 狭窄程度的判断(例 2)

了它的狭窄率,狭窄处的血流速度为 118/38.3cm/s,频窗填充,声频粗糙(图 1-3-4C),因此正确诊断应该为 LCCA 中段狭窄(<50%)。

例 2:图 1-3-5A 可见 RICA 纵切面管腔内不均匀略低回声斑块,造成管腔狭窄,根据纵切面显示的狭窄,似乎狭窄并不重。结合横切面(图 1-3-5B),管腔内稍低回声大斑块,仅残余细小的血流通过,面积狭窄率高达 95%,狭窄处血流速度 549/276cm/s,可见涡流、湍流,声频粗糙(图 1-3-5C),狭窄远端血流速度 38.3/20.0cm/s,呈低流速低搏动血流信号改变(图 1-3-5D)。TCD 报告:ACoA 开放。因此:结合纵断面图像、横断面图像和血流动力学改变,可以诊断 RICA 起始处狭窄(90%~99%)。由这两个病例可以看出,狭窄程度的诊断,必须要结合纵断面的狭窄率、横断面的图像、狭窄局部最高血流速度、频谱形态的改变、狭窄段 / 狭窄远段的流速比值,以及远段侧支循环开放情况才能得出准确的结论。

四、对斑块易损性判断不正确

颈动脉粥样硬化是引起缺血性脑血管病的重要的病理基础。ICA 易损斑块破裂,继发血栓形成或者破溃形成栓塞,是患者发生脑血管事件及致死的重要原因,因此准确地判定斑块的易损性对预防脑梗死的发生有着至关重要的意义。CDU 稳定斑块的特征是:等回声的扁平斑块,内部回声均匀,表面纤维帽完整(图 1-3-6A,箭头)。易损斑块包括:如图 1-3-6 所示,B 图可见斑块回声不均匀,表面纤维帽破裂;图 1-3-6C、D 为溃疡斑,C 图可见斑块回声不均匀,表面纤维帽破裂,形成火山口样改变(箭头);D 图可见血流向斑块内注入;E、F 图为斑块出血合并斑块肩部破裂,E 图箭头为低回声斑块(考虑为斑块内出血),导致局部管腔严重狭窄;F 图可见在心脏收缩期时,血流由斑块下肩部注入,由上肩部冲出;G、H 图为斑块表面浮动,纤维帽破裂,横断面上可见斑块一部分随血流上下浮动。

五、忽视 VA 开口处扫查

很多操作者做 CDU 时忽视 VA 开口处的检查。动脉粥样硬化在 VA 全程中发生率最高的部位是 VA 开口处,而椎间隙段较少见。所以,如果忽视了 VA 开口处的探查,那就漏诊了绝大多数的 VA 病变。

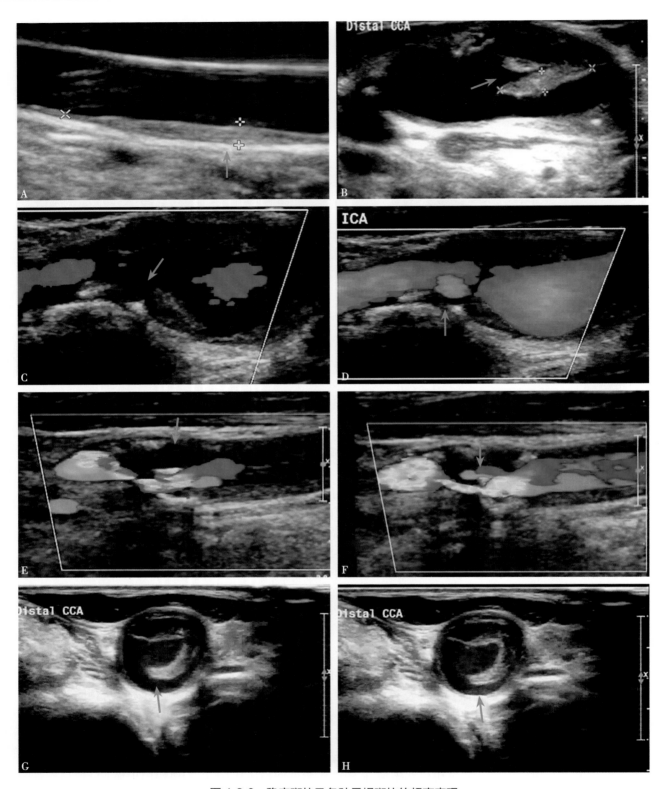

图 1-3-6　稳定斑块及各种易损斑块的超声表现

六、对病变性质鉴别不足

CDU 的诊断需要做到不仅定位（×× 血管）、定量（×× 程度狭窄），还要尽量做到定性诊断（病变性质）。常见的病变性质包括：如图 1-3-7 所示，动脉粥样硬化（A 图）、大动脉炎（B 图）、动脉夹层（C~G 图）、放疗后

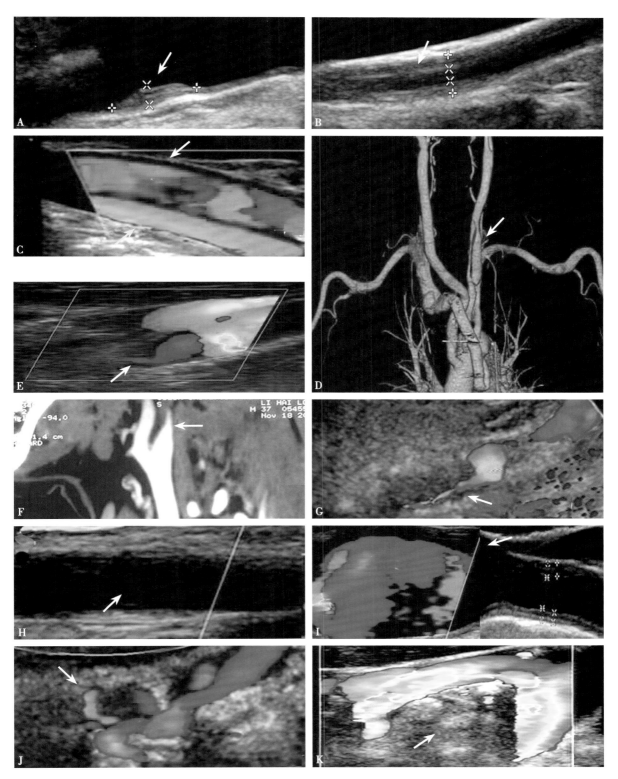

图 1-3-7　颈动脉不同病变性质的超声表现

A. 动脉粥样硬化改变,在管腔内局部隆起(箭头);B. 大动脉炎,可见血管内中膜被褥样增厚(箭头);C. CCA 夹层,双腔征,黄色箭头为真腔,白色箭头为假腔;D. 与 C 图为同一名患者的 CTA 表现,白色箭头为 CCA 夹层;E. 颈内动脉夹层所致真腔闭塞,呈火焰征(箭头);F. 与 E 图为同一名患者的 CTA 表现,可见火焰征(箭头);G. 颈内动脉近段夹层,假腔内壁内血肿形成,导致真腔较长节段的多发狭窄呈线样征(箭头);H. 放疗后血管损伤导致的 CCA 闭塞(箭头);I. CCA 真性动脉瘤,可见动脉局部膨大,血管壁三层结构完整(箭头);J. 颈内动脉假性动脉瘤,箭头为假性动脉瘤,可见瘤体内血栓形成;K. 颈动脉体瘤,位于 CCA 分叉处,导致 ICA 和 ECA 间距增宽,团块内部回声不均质,彩色多普勒下,可见血流信号频谱与 ECA 相近(箭头)

血管损伤（H 图），还包括一些不常见的病变：如血管先天性发育不良或不发育、真性动脉瘤（I 图）及假性动脉瘤（G 图）、颈动脉体瘤（K 图）等，这些病变在 CDU 时有不同的特点。所以，做血管超声的医生要根据蛛丝马迹，定位责任血管、病变部位，不仅要定位、定量，还要争取做到定性。

那 CDU 检查应该怎么做呢？

1. 血管检查全面，CDU 常规应包括 CCA、ICA、ECA、VA、SubA。

2. 同等重视二维结构、彩色多普勒及频谱多普勒，鉴别重度狭窄还是闭塞时，加用能量多普勒。

3. 扫查血管时，不仅扫查纵切面，也要扫查横切面。在判断狭窄程度时，纵切面和横切面的图像、狭窄局部血流速度、狭窄段与狭窄远段血流速度比值、狭窄远段（距离狭窄处以远 3cm）频谱，以及侧支情况要结合在一起，尤其要以血流动力学变化为主，来判断狭窄程度。

4. 注意评估斑块的易损性。

5. 常规探查 VA 开口。

6. 不仅注意狭窄程度的判断，也要尽量的鉴别病变性质，做到定位、定量、定性。

除了上述血管超声在临床应用中存在的技术问题以外，还有很多因素限制了血管超声的发展。目前很多医院 TCD 和 CDU 分属不同的科室，所以 TCD 和 CDU 的联合诊断就遇到了阻碍。同时，超声与临床沟通不足，超声离开了临床的基础，其准确性也就会降低；临床医生不了解超声的知识，对其无法正确应用。超声操作者应提高神经内科的临床知识、相关的影像学知识；注重加强 TCD 与 CDU 之间、血管超声与临床之间的相互沟通；重视血管超声医生的继续培养；只有这样，才能够不断促进血管超声的健康发展，最终更好地服务于临床。

参考文献

1. Alexandrov A V，Sloan M A，Tegeler C H，et al. Practice standards for transcranial Doppler（TCD）ultrasound. Part Ⅱ. Clinical indications and expected outcomes［J］. J Neuroimaging，2012，22：215-224.

2. Rubiera M，Cava L，Tsivgoulis G，et al. Diagnostic criteria and yield of real-time transcranial Doppler monitoring of intra-arterial reperfusion procedures［J］. Stroke，2010，41：695-699.

3. Cencetti S，Cultrera D. Transcranial Doppler Ultrasonography in Intensive Care［M］. Milan：Springer，2012：413-416.

4. Heliopoulos I，Papaoiakim M，Tsivgoulis G，et al. Common carotid intima media thickness as a marker of clinical severity in patients with symptomatic extracranial carotid artery stenosis［J］. Clin Neurol Neurosurg，2009，111：246-250.

5. Beebe H G，Salles-Cunha SX，Scissons RP，et al. Carotid arterial ultrasound scan imaging：A direct approach to stenosis measurement［J］. J Vasc Surg，1999，29：838-844.

6. Stein JH，Korcarz CE，Hurst RT，et al. Use of Carotid Ultrasound to Identify Subclinical Vascular Disease and Evaluate Cardiovascular Disease Risk：A Consensus Statement from the American Society of Echocardiography Carotid Intima-Media Thickness Task Force Endorsed by the Society for Vascular Medicine［J］. J Am Soc Echocardiogr，2008，21：93-111.

7. Andrei V，Michael A，Lawrence KS，et al. Practice Standards for Transcranial Doppler Ultrasound：Part 1—Test Performance［J］. J Neuroimaging，2007，17（1）：11-18.

8. Demchuk AM，Christou I，Wein TH，et al. Accuracy and criteria for localizing arterial occlusion with transcranial Doppler［J］. J Neuroimaging，2000，10：1-12.

9. Arkuszewski M，Swiat M，Hurst RW，et al. Vertebral and Basilar Arteries：Transcranial Color-Coded Duplex Ultrasonography versus Conventional TCD in Detection of Narrowings［J］. Neuroradiol J，2012，25：12-23.

10. AbuRahma AF，Bergan JJ.Noninvasive Vascular Diagnosis：A Practical Guide to Therapy［M］. Milan：Springer，2000：123-131.

11. de Riva N，Budohoski KP，Smielewski P，et al. Transcranial Doppler pulsatility index：what it is and what it isn't［J］. Neurocritical Care，2012，17：58-66.

12. Wilterdink JL，Feldmann E，Furie KL，et al. Transcranial Doppler ultrasound battery reliably identifies severe internal carotid artery stenosis［J］. Stroke，1997，28：133-136.

13. Spencer MP，Reid JM. Quantitation of carotid stenosis with continuous-wave（CW）Doppler ultrasound［J］. Stroke，1979，10：326-330.

14. Beach KW，Bergelin RO，Leotta DF，et al. Standardized ultrasound evaluation of carotid stenosis for clinical trials：University of

Washington Ultrasound Reading Center［J］.Cardiovasc Ultrasound,2010,8:39.

15. Gaunt ME,Martin PJ,Smith JL,et al. Clinical relevance of intraoperative embolization detected by transcranial Doppler ultrasonography during carotid endarterectomy:a prospective study of 100 patients［J］.Br J Surg ,1994,81:1435-1439.

16. Gunning AJ,Pickering GW,Robb-Smith A H T,et al. Mural thrombosis of the internal carotid artery and subsequent embolism［J］.Q J Med, 1964,33(1):155-195.

17. Markus HS, King A, Shipley M,et al. Asymptomatic embolisation for prediction of stroke in the Asymptomatic Carotid Emboli Study(ACES):a prospective observational study［J］.Lancet Neurol,2010,9:663-671.

18. Consensus Committee of the Ninth International Cerebral Hemodynamic Symposium.Basic identification criteria of Doppler microembolic signals. Consensus Committee of the Ninth International Cerebral Hemodynamic Symposium［J］.Stroke,1995, 26:11-23.

19. 华扬,高山,吴钢,等.经颅多普勒超声操作规范及诊断标准指南［J］.中华医学超声杂志,2008,5:2-6.

20. 高山.如何规范经颅多普勒超声诊断报告［J］.中国卒中杂志,2010,5:615-625.

21. 邢英琦,韩珂,白竹,等.经颅多普勒超声脑血流次序改变对 MCA 慢性闭塞的诊断价值［J］.中国老年学杂志,2008,28: 1906-1909.

22. Kaps M,Damian M S,Teschendorf U,et al. Transcranial Doppler ultrasound findings in middle cerebral artery occlusion ［J］. Stroke,1990,21:532-537.

23. 饶明俐,林世和.脑血管疾病［M］.北京:人民卫生出版社,2012:123-140.

24. Widder B,Paulat K,Hackspacher J,et al. Morphological characterization of carotid artery stenoses by ultrasound duplex scanning ［J］.Ultrasound in Medicine & Biology,1990,16:349-354.

25. Jahromi AS,Cinà CS,Liu Y,et al. Sensitivity and specificity of color duplex ultrasound measurement in the estimation of internal carotid artery stenosis:a systematic review and meta-analysis ［J］.J Vasc Surg ,2005,41:962-972.

26. Grønholdt ML,Nordestgaard BG,Bentzon J,et al. Macrophages are associated with lipid-rich carotid artery plaques,echolucency on B-mode imaging,and elevated plasma lipid levels［J］.J Vasc Surg, 2002,35:137-145.

27. El-Barghouty NM,Levine T,Ladva S,et al. Histological verification of computerised carotid plaque characterisation ［J］.Eur J Vasc Endovasc Surg,1996,11:414-416.

28. Grønholdt ML,Wiebe BM,Laursen H,et al. Lipid-rich carotid artery plaques appear echolucent on ultrasound B-mode images and may be associated with intraplaque haemorrhage ［J］.Eur J Vasc Endovasc Surg, 1997,14:439-445.

29. 关德增,昌杰,关浩增.VA 颅外段狭窄的螺旋 CT 血管成像分析［J］.医学影像学杂志,2011,21:190-193.

30. Vicenzini E,Toscano M,Maestrini I,et al. Predictors and Timing of Recanalization in Intracranial Carotid Artery and Siphon Dissection:An Ultrasound Follow-up Study ［J］.Cerebrovasc Dis ,2013,35:476-482.

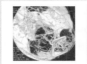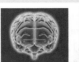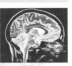

第二章

头颈部动脉解剖基础与侧支循环

第一节　头颈部动脉解剖

　　脑动脉分成颈内动脉系统和椎基底动脉系统。ICA 和 VA 均从颅底入颅,入颅后 ICA 分左右两侧,而双侧 VA 汇合成一条 BA。颈内动脉系统重要的终末分支有 MCA 和 ACA,椎基底动脉系统的重要的终末分支是 PCA(图 2-1-1)。虽然颈内动脉系统与椎基底动脉系统通常被我们称为前循环及后循环,但是两者之间有很多连接和侧支。颈部血管的详细解剖结构详见颈部动脉解剖部分。

　　ICA 较大的分支主要包括:OA、脉络膜前动脉、ACA、MCA。ICA 闭塞最重要的征象之一为短暂性黑矇,主要原因是 OA 血流减少所致。如果血管病变位于颅内或 ICA 发出 OA 分支之后时就不会出现短暂性单眼黑矇。

一、大脑前动脉

　　如图 2-1-2 所示,ACA 起始于 MCA 的内侧并分为两支。ACA 贯穿大脑的中线沿胼胝体沟直达胼胝体压部的后方,与 PCA 末梢吻合(A 图)。两侧 ACA 经前交通相吻合。可将 ACA 以前交通为界分为两段(B、C 图):A1 段:从 ACA 起始处到 ACoA 起始处,也是 TCD 能够探测到的部分;A2 段:ACA 在发出 ACoA 的

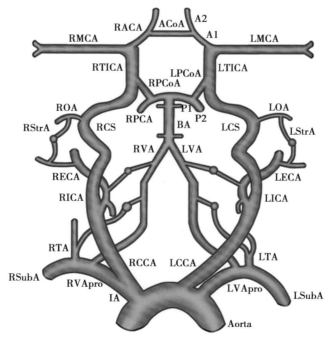

图 2-1-1　头颈部血管示意图

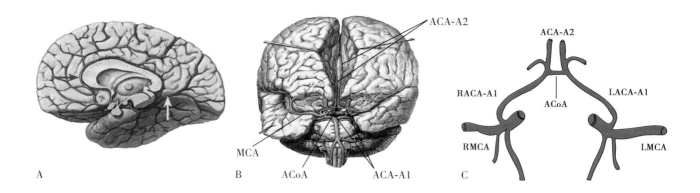

图 2-1-2　ACA 示意图

A. ACA（蓝色箭头）贯穿大脑的中线沿胼胝体沟直达胼胝体压部的后方，与 PCA（黄色箭头）末梢吻合；B、C. 两侧 ACA 经 ACoA 相吻合，以 ACoA 为分界点，将 ACA 分为 A1 段和 A2 段

远心端，TCD 不容易探测到。ACA 皮质支供应范围，在半球内侧面为顶枕裂之前皮质和胼胝体，在背外侧面达额中回上缘、额上回、中央前回上 1/4、顶上小叶以及眶部内侧面等区域。中央支供应区为部分额叶眶面皮质、外囊、尾状核和豆状核前部、内囊前肢、内囊膝部和后肢前部分。ACA 狭窄所致的瘫痪多为下肢重，上肢轻，还可以伴有对侧下肢感觉障碍，轻度膀胱及直肠括约肌障碍，主要表现为排尿困难，有些患者还有精神症状。

　　ACA 的解剖变异有（如图 2-1-3 所示）：①两侧 ACA 之间无前交通连接（A1、A2 图）。②一侧 ACA 的 A1 段缺如（B1、B2 图）。③两侧 ACA 粗细相差悬殊（C1、C2 图），一支极细，一支粗，其中细侧半球内侧面的血液可由粗侧代偿供应。④一侧 ICA 发出左、右两侧 ACA（D1、D2 图），此时一侧 ICA 供应双侧半球侧面和部分背外侧面。⑤一支 ACA 分为两支或两支以上（E1、E2 图）。

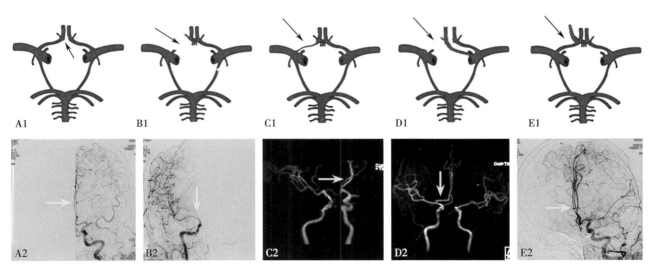

图 2-1-3　ACA 变异

A1~E1 为 ACA 发育变异的模拟图，A2~E2 为相关影像学图像。A1. ACoA 缺如（黑色箭头），A2. 当患者 ICAex 存在重度狭窄或闭塞时，从健侧颈部血管做 DSA，如仅见该侧 ACA 显影，而对侧 ACA 不显影，说明 ACoA 缺如（黄色箭头）；B1. 一侧 ACA-A1 缺如（黑色箭头），B2. DSA 未见该侧 ACA 显影（黄色箭头）；C1. 双侧 ACA 不对称，一侧发育纤细（黑色箭头），一侧较粗，C2. 头 MRA 显示一侧 ACA 管径较对侧明显粗（黄色箭头）；D1. 双侧 ACA 均由一侧 ICA 发出（黑色箭头），D2. 头 MRA 显示一侧 ICA 发出两侧 ACA（黄色箭头）；E1. 一侧 ACA 分为两支，共三支 ACA-A2（黑色箭头），E2. DSA 示三支 ACA-A2（黄色箭头）

二、大脑中动脉

MCA 是 ICA 分支中最粗大的一支动脉,也是较容易发生血液循环障碍的脑动脉。它从 ICA 发出后近乎于水平位行向外方(图 2-1-4)。MCA 的分支可分为:皮质支和中央支两组。约在前床突附近经侧沟窝进入大脑外侧沟,此时 MCA 发出许多细小的中央支。中央支主要分布于基底核及内囊,包括尾状核、豆状核以及内囊上 3/5 的神经纤维。主干在岛叶的深方,走行与大脑外侧沟方向一致,在行程中陆续发出许多皮质支,每个皮质支先在大脑外侧沟深面由内向外走行一段,绕过大脑外侧沟的岛盖缘,向上或向下分布到大脑半球外侧面。MCA 分布最广泛,是大脑半球的主要供血动脉。皮质支供应背外侧面额中回以下、中央前后回下 3/4 及顶下小叶,枕叶月状沟或颞下回上缘部分。此外,还分布于颞极内外侧面、眶部外侧半以及岛叶各部皮质。MCA 的上干主要供应额叶和顶叶上部,当其缺血时可出现:①偏瘫,特点是面部、上肢比下肢严重。②偏身感觉障碍。③眼睛凝视病灶侧。④对侧空间感觉缺失,视觉失认在右侧半球疾病更容易出现,否认自己有瘫痪和缺损。⑤左侧优势半球病变会出现失语。MCA 下干主要供应颞叶外表面和顶下小叶,其缺血时,一般没有感觉和运动异常。这类患者常有视野缺损:偏盲或上象限盲,影响对侧视野。若累及左侧半球,患者有 Wernicke 失语。如果 MCA 主干急性完全闭塞,可以出现重度瘫痪、偏身感觉丧失、偏盲、眼睛向对侧凝视。若出现在左侧半球,会出现完全性失语。病灶出现在右侧,会有重度失认、淡漠。如果梗死半球出现脑水肿会导致中线移位和脑疝。慢性进展性闭塞,因为有充分的侧支循环,症状比急性闭塞轻很多。

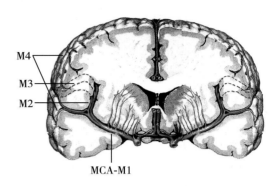

图 2-1-4 MCA 示意图

MCA-M1 段从颈内动脉分叉延伸至侧裂,M2 段在侧裂内行走于脑岛之上,终于侧裂顶部到达环状沟的终端,M3 段由侧裂顶部转向外侧向外延伸,终止于侧裂表面,M4 段则为大脑中动脉的皮层支,自侧裂表面开始,在大脑半球皮层表面延伸(David L. Netter's Atlas of Human Neuroscience, Elsevier Science Health Science div, 2003)

MCA 的变异包括(图 2-1-5):①开窗 MCA(图 2-1-5A1、A2)。②MCA 主干在大脑外侧沟处可呈双干(图 2-1-5B1、B2)或三干。

三、椎基底动脉

椎基底动脉系统由左右两侧 VA 及其在脑桥下部汇合而成 BA 共同组成。VA 起自 SubA,入第 6 颈椎横突孔,穿行于第 6 至第 1 椎横突孔构成的骨管隧道内,由枕骨大孔进入颅内,到脑桥下缘汇合而成 BA(图 2-1-6)。VA 的分支有小脑后下动脉、脊髓前动脉、脊髓后动脉。BA 走行于脑桥沟内,其主要分支包括:小脑上动脉、小脑前下动脉、脑桥动脉、迷路动脉。BA 在脑桥上缘分为双侧 PCA。

四、大脑后动脉

双侧 PCA 由 BA 在脑桥上缘发出,PCA 的供应区域主要为枕叶底面、颞叶内侧面。PCA 闭塞出现的症状有:双眼对侧同向偏盲、失读、失记。有的患者还可以出现对侧肢体感觉障碍,自发剧烈疼痛,舞蹈样手足徐动。

PCA 的变异主要见于(图 2-1-7):①PCA 发自 ICA,与 BA 无吻合;据报道:有 25% 至 30% 的人,一侧或双侧 PCA 不是由 BA 发出,而是由 ICA 发出(图 2-1-7A1、A2);②PCA 发自 ICA,并有一小支与 BA 吻合(图 2-1-7B1、B2);③PCA 出现开窗(图 2-1-7C1、C2);④双侧 PCA 管径不对称(图 2-1-7D1、D2)。

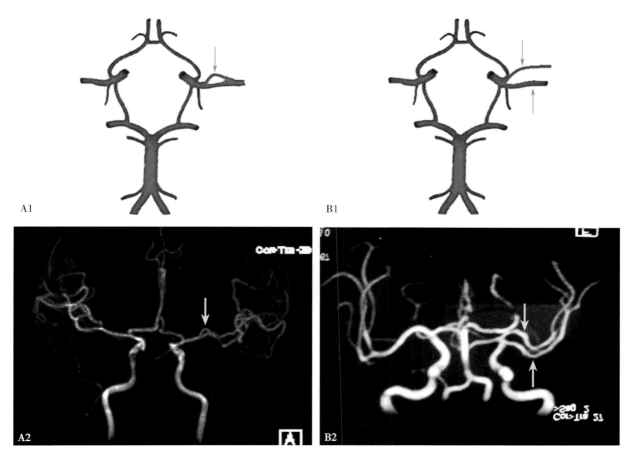

图 2-1-5　MCA 变异

A1、B1 为 MCA 发育变异的模式图，A2、B2 为相关影像学图像：A1. LMCA 主干部出现窗样开口（蓝色箭头），A2. 头部 MRA 示 LMCA-M1 近分叉处开窗（黄色箭头）；B1. LMCA 主干呈双干结构（蓝色箭头），B2. 头部 MRA 示 LMCA 为双干（黄色箭头）

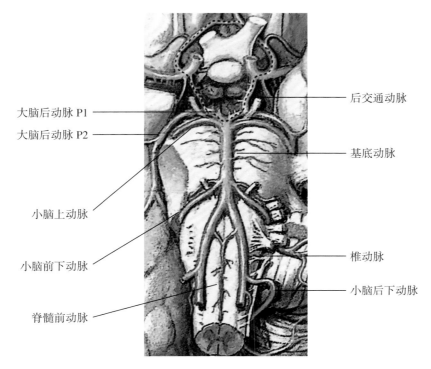

大脑后动脉 P1

大脑后动脉 P2

小脑上动脉

小脑前下动脉

脊髓前动脉

后交通动脉

基底动脉

椎动脉

小脑后下动脉

图 2-1-6　椎基底动脉系统示意图

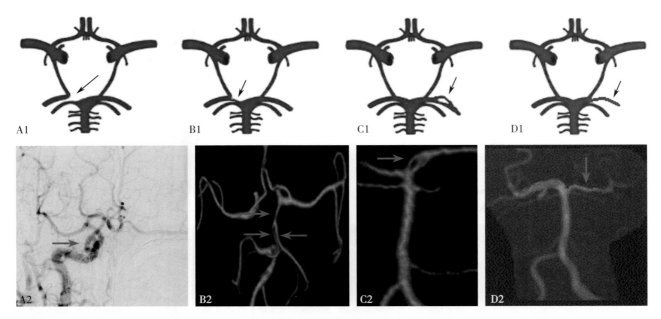

图 2-1-7　PCA 的变异

A1~E1 为 PCA 发育变异的模式图,A2~E2 为相关影像学图像。A1. 箭头该侧 PCA 发自 ICA,A2. 箭头示经该侧颈动脉 DSA 检查,PCA 显影,说明该侧 PCA 由 ICA 发出;B1. 箭头 PCA 发自 ICA,并有一小支与 BA 吻合,B2. 箭头示头部 CTA 发现 ICA 和 BA 分别发出一支与 PCA 吻合,说明 PCA 由 ICA 和 BA 双重供血;C1. 箭头 PCA 出现开窗,C2. 头部 CTA 发现 PCA 起始段开窗;D1. 双侧 PCA 发育不对称,箭头指示该侧 PCA 发育较细,D2. 头 MRA 发现该侧 PCA 较对侧明显发育纤细

第二节　头颈部侧支循环

　　头颈部动脉侧支循环是指当供血动脉出现严重狭窄或闭塞时,血流可以通过其他血管(侧支或是新形成的血管吻合)到达缺血区,使缺血组织得到不同程度的灌注代偿。

　　侧支循环的开放是决定是否发生或何时发生卒中的因素。由于患者侧支情况不同,当头颈部动脉闭塞或重度狭窄时患者可出现不同的病情。如果有良好的侧支时,患者可无明显的症状,或者症状持续时间较短,如短暂性脑缺血发作(TIA),但是如果无良好的侧支代偿,患者可能就会出现持续性的神经功能损伤。

一、侧支分级

　　动脉侧支循环可以来自硬膜内、硬膜或硬膜外血管,根据开放层次分为三级:

　　一级侧支循环:主要由 Willis 环的血管构成,通过 Willis 环的血流代偿,迅速沟通左右半球及前后循环。

　　二级侧支循环:OA、软脑膜以及其他较小的侧支与侧支之间的吻合。

　　三级侧支循环:通过血管发生或血管生成产生的新生供血血管,需要在缺血后一段时间才可以形成。

　　一般情况下,一级侧支循环代偿起主要作用;如仍不能满足灌注需求,二级侧支循环随即开放,如颅内 - 外动脉之间开放的侧支、通过软脑膜动脉的代偿途径等;三级侧支循环代偿因为需要血管新生,所以需在缺血数天后才能建立血流代偿。

二、侧支开放前提

(一)侧支通路具有完整性

　　也就是正常的血管与狭窄远端(缺血血管)存在着侧支连接。

（二）压力差

血管狭窄导致远端缺血,压力降低,此时狭窄远端血管与周围血管相比出现压力差。这样促使血液沿着侧支由正常血管向压力低的病变血管流动。例如:当 LICA 起始处出现严重狭窄或闭塞时,其远端的 LMCA 会出现缺血,压力降低,此时 LMCA 的压力低于 RACA,因此 RACA 的血液沿着 ACoA,再通过 LACA 向 LMCA 流动。

（三）完整的侧支通路位于病变部位的远端

但是,如果病变是发生在血管的远端,其近端血管内的压力是不会降低的,病变近端与周围的血管之间不存在压力差,所以病变部位近端存在的侧支是不会开放的。例如:当 LMCA 主干出现严重狭窄或闭塞时,由于其近端 LMCA 起始段压力不会下降,因此与 RACA 不存在压力差,此时的 ACoA 是不会开放的。

三、侧支循环的主要途径

按照侧支循环的主要途径可将侧支循环分为几类:颅内侧支;颅外侧支;颅内与颅外之间的侧支以及一些肌支等特殊途径的代偿:

（一）颅内侧支

颅内侧支主要包括:Willis 环;延髓动脉环;软脑膜侧支;经硬脑膜侧支;皮质动脉的穿动脉间吻合:

1. Willis 环　Willis 环可以把左右两侧的血液循环连成一个整体,而且可以沟通颅内前循环和后循环即颈动脉系统和椎基底系统。当组成此环的任何一端血流减少时,此时 Willis 环就发挥作用,其他的血管可以通过 Willis 环将血液供应到缺血区域。

（1）Willis 环结构:前交通动脉（ACoA）、双侧 ACA 交通前段（A1）、ICA 终末段（TICA）、双侧后交通动脉（PCoA）、双侧 PCA 交通前段（P1）、BA 顶端（图 2-2-1A）。

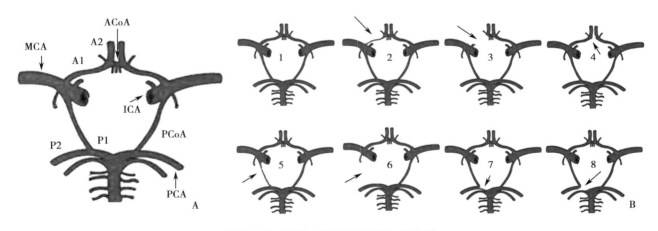

图 2-2-1　Willis 环结构及 Willis 环变异

（2）Willis 环变异:不是每个人都有这样一个完美的环,发育较好的只有 20% 左右。其他与血管超声密切相关的变异包括(图 2-2-1B):①正常 Willis 环;②A1 段发育不良;③A1 段缺如;④ACoA 发育不良或缺如;⑤PCoA 发育不良;⑥PCoA 缺如;⑦一侧大脑后动脉的 P1 段发育不良;⑧一侧大脑后动脉的 P1 段 P1 缺如(胚胎型 PCA)。

（3）Willis 环正常时的血流方向:一侧的 ICA 的血液流经终末段,到达 PCoA 时,如果是正常人,颈动脉系统和椎基底动脉系统压力是一样的,可以理解为 PCoA 里是没有血通过的,ICA 血液供应同侧 MCA 及 ACA。双侧 ACA 没有压力差,所以可以理解为 ACoA 内也没有向左或是向右的血流。所以正常人的双侧大脑半球之间,前后循环之间血液是不混合的(图 2-2-2A)。

（4）Willis 环的作用:是脑的一个潜在的侧支循环结构。在正常情况时,没有压力差,ACoA 及 PCoA 没有血流。如果某个大血管出现闭塞或重度狭窄而导致压力差时,Willis 环就发挥作用,环内正常动脉通过

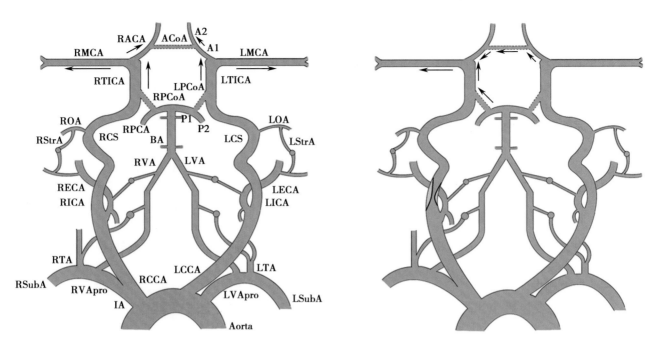

图 2-2-2　Willis 环正常时的血流方向与一侧 ICA 闭塞时血流方向

交通动脉向病变动脉供血。

　　例如：RICA 发出 OA 之前闭塞时 Willis 环作用（图 2-2-2B，图 2-2-3）

　　2. 延髓动脉环　左右椎动脉（LVA、RVA）在脑桥下方汇合成 BA 前各发出一支脊髓前动脉在中线汇合，共同构成菱形的延髓动脉环（图 2-2-4A、B）。当一侧 VA 颅外段闭塞时，如当 LVA 在颈段闭塞，RVA 可以通过同侧的脊髓前动脉，到达左侧脊髓前动脉，进而给 LVA 的远端供血（图 2-2-4C、D）。这可以解释即

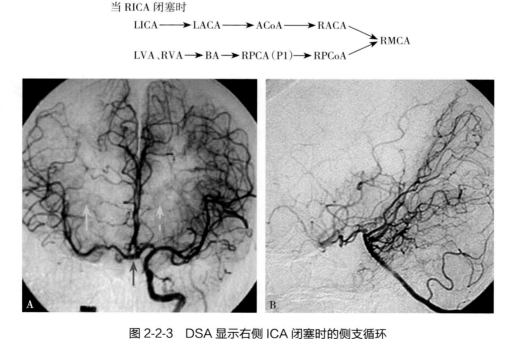

图 2-2-3　DSA 显示右侧 ICA 闭塞时的侧支循环

A. LICA 造影时，血液通过 ACoA（红色箭头）向患侧供血，双侧 MCA 均显影；B. 血液通过 PCoA 向前循环供血（黄色箭头）

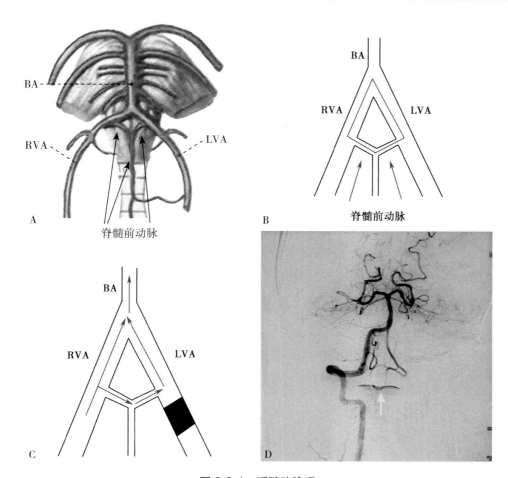

图 2-2-4　延髓动脉环

使一支 VA 颅外段闭塞了,TCD 能探测到 VA 颅内段有血流信号。除此之外,VA 之间还存在其他侧支吻合,将在本节后面部分介绍。

3. 软脑膜侧支　ACA、MCA、PCA 皮质支的末梢,存在广泛吻合,正常时是不开放的,当存在脉压时,软脑膜侧支开放(图 2-2-5A),这些软脑膜侧支包括:

(1) ACA 与 MCA 间(比较多,5~7 支,红色箭头);

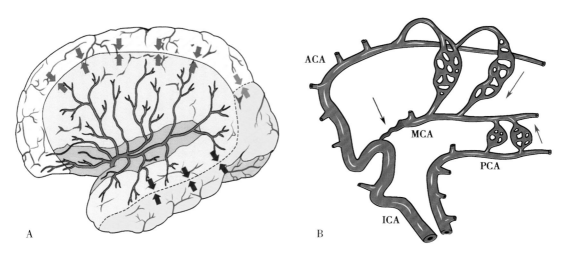

图 2-2-5　大脑软脑膜侧支及一侧 MCA 闭塞时软脑膜侧支

(2) MCA 与 PCA 间(4~5 支,蓝色箭头);

(3) ACA 与 PCA 间(比较少,1~2 支,绿色箭头)。

ACA、MCA 与 PCA 供应区交界处毛细血管吻合网往往呈带状分布,有人称其为"分水岭""边缘带"。当动脉分支闭塞后,可以通过分水岭的血管吻合网从其他动脉获得血液,临床可无明显症状产生,但当脑血流灌注压过低或脑血流量减少时,分水岭区脑部易发生缺血性损害,导致分水岭梗死。例如:一侧 MCA 起始段闭塞时,可见同侧 ACA、PCA 通过软脑膜侧支(图 2-2-5B,蓝色箭头)向 MCA 中远段供血。

病例一:如图 2-2-6 所示,DSA 可见 LMCA 严重狭窄(A 图,黄色箭头),造影晚期同侧 ACA(B 图,黄色箭头)、PCA(C 图,黄色箭头)通过软脑膜侧支向 MCA 供血。

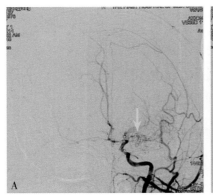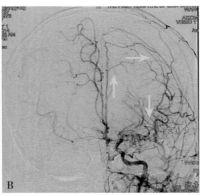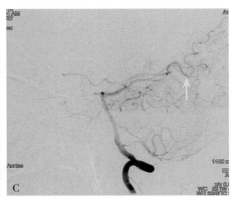

图 2-2-6 LMCA 严重狭窄

除了大脑表面,小脑表面也存在丰富的软脑膜侧支吻合。一侧小脑上动脉(SCA)、小脑前下动脉(AICA)、小脑后下动脉(PICA)分支间存在广泛吻合。据统计,小脑动脉相邻分支间的吻合远比大脑动脉相邻分支之间的吻合多。例如:BA 近中段闭塞后,PICA 通过侧支与 SCA 相连,向 BA 远段供血(图 2-2-7A)。

病例二:如图 2-2-7 所示,DSA 显示患者 BA 闭塞,通过 PICA 与 SCA 间的软脑膜侧支代偿为 BA 远端供血。

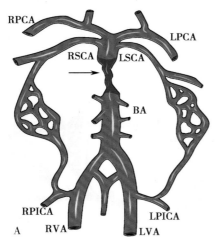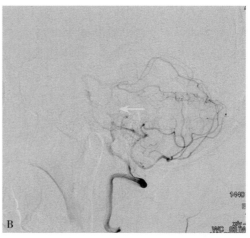

图 2-2-7 BA 近中段闭塞后软脑膜侧支循环

4. 皮层动脉的穿动脉间的吻合 大脑各动脉的穿动脉从脑底进入脑实质后供应基底节、内囊、丘脑等部位。各中央支之间存在大量的吻合。但是吻合支的管径较细,一般不超过 150μm,通过这样细小的管径无法形成有效的供血侧支。

病例三：如图 2-2-8 所示，MoyaMoya 病患者，RMCA 闭塞，DSA 可见通过豆纹动脉（A 图，黄色箭头）重新构建 MCA（B 图，黄色箭头）。

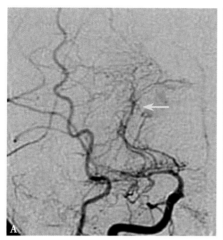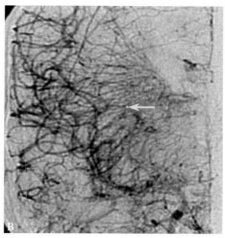

图 2-2-8　DSA 示 MoyaMoya 病，豆纹动脉重新构建 MCA

引自叩诊锤论坛

5. 经硬脑膜侧支　是 ECA 与 ICA 的侧支吻合。ECA 的上颌动脉发出脑膜中动脉，发出硬脑膜动脉，与皮层血管吻合（图 2-2-9）。

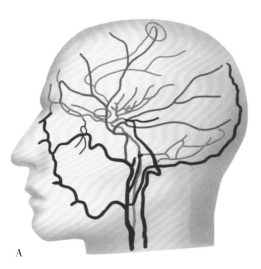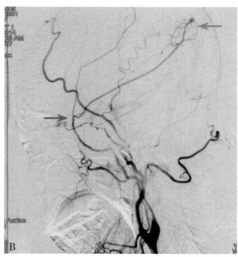

图 2-2-9　脑膜中动脉与皮层血管吻合

A. 脑膜中动脉（绿色圈，深红色线条）与皮层血管（绿色圈，淡红色线条）建立侧支吻合；B. DSA 示该侧 ICA 起始处极重度狭窄，ECA 的分支发出脑膜中动脉（红色箭头示），发出硬脑膜动脉，与皮层支吻合

以上五种侧支循环为颅内侧支。有些患者可以同时存在多种侧支循环。

病例四：男性，右侧上肢无力。如图 2-2-10 所示，DSA 显示 RICA 终末段完全闭塞，LACA-A1 段重度狭窄（A 图，红色箭头），LMCA 通过软脑膜侧支向 LACA 供血，LACA 又向 RMCA 供血（A 图，黄色箭头为血流方向）；VA 造影见 LPCA 通过软膜动脉代偿（B 图，黄色箭头）。

（二）颅外侧支

颅外侧支包括：SubA 盗血的侧支、CCA 病变的侧支、VA 间的侧支、ECA 至 ECA 的侧支。

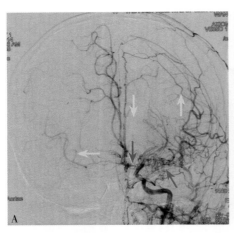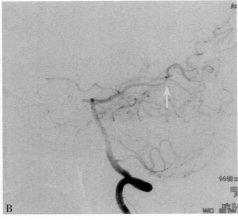

图 2-2-10　DSA 示 RICA 终末段闭塞后的侧支循环

1. SubA 盗血的侧支　当一侧 SubA 近端（发出 VA 之前）重度狭窄或闭塞时，较为常见的侧支循环为血液从对侧 VA → BA → 患侧 VA → 患侧 SubA 远段→患侧上肢（图 2-2-11A）。Fanari Z 等人报道当 SubA 有重度狭窄时，其分支胸廓内动脉也可以参与盗血，增加急性冠脉综合征的发病率。

病例五：如图 2-2-11 所示，DSA 早期，LSubA 起始处严重狭窄（B 图，黑色箭头），血流从 RVA 向 LVA 注入，沿着 LVA（C 图，红色箭头）逆行，进入 LSubA（C 图，黄色箭头），上肢动脉显影。

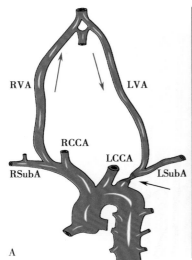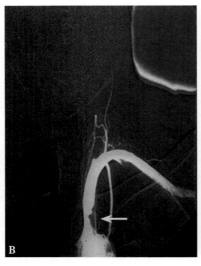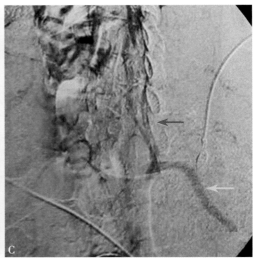

图 2-2-11　SubA 盗血的侧支代偿

2. CCA 病变的侧支　当 CCA 闭塞，ICA、ECA 管腔通畅时，此时 ECA 血流逆流到 CCA 分叉处，然后流入 ICA。那患侧 ECA 的血流来源是什么？这是因为双侧 ECA 相应分支之间均存在广泛的吻合。包括：甲状腺上动脉在甲状腺内与对侧相应动脉吻合，上颌动脉在面部和头皮部与对侧吻合。舌动脉及枕动脉等与对侧都有吻合。当一侧 CCA 闭塞时，血液可以通过上述吻合支从健侧 ECA 流入患侧 ECA，ECA 血流反向，绕过颈动脉分叉处再注入患侧 ICA。而且 ECA 和 SubA 的分支也存在着吻合支。SubA 发出的 VA、甲状颈干、肋颈干都可以与同侧或对侧的 ECA 建立侧支联系（图 2-2-12A）。

病例六：如图 2-2-12 所示，LCCA 闭塞时，DSA 可见 RCCA 通过甲状腺上动脉（B 图，黄色箭头）向 LECA 供血，舌动脉（C 图，黄色箭头）也可以通过与对侧的吻合支向病变侧的 ECA 供血。

3. VA 间侧支　主要是通过两侧 VA 肌支间的吻合。当一侧 VA 病变时，另一侧 VA 通过肌支对其进行供血。

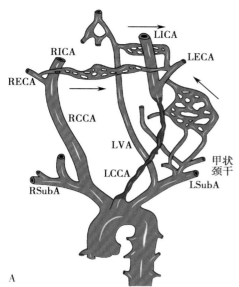
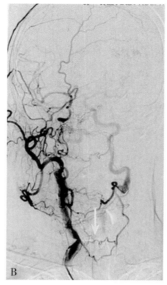
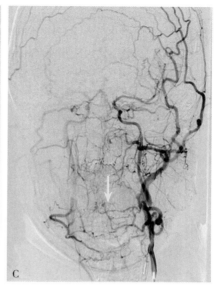

图 2-2-12　CCA 闭塞的侧支循环

4. 双侧 ECA 间的侧支(参考本节 CCA 病变的侧支部分)。

(三) 颅外至颅内动脉的侧支

颅外至颅内动脉的侧支包括:ECA 至 ICA 的侧支、ECA 至 VA 的侧支、SubA 至 VA 的侧支。

1. ECA 至 ICA 的侧支　侧支吻合区主要位于眼、耳、鼻部位。ECA 有 8 个分支,其中 5 个均与 ICA 有侧支吻合。包括上颌动脉、面动脉、颞浅动脉、咽升动脉、耳后动脉。

综上可以看出 OA 作为 ICA 的分支,在 ICA、ECA 侧支循环中起了很重要的作用。OA 发自于 ICA 的膝部,向前到达眶支。在眶周、眼眶后方 OA 走行的过程中,ECA 有很多分支(包括上颌动脉、颞浅动脉、脑膜中动脉)与其有侧支吻合。TCD 可以从眼窗探及 OA。事实上 ECA 至 ICA 侧支并不是只有 OA,还包括 ICA 的鼻背支动脉、筛动脉与 ECA 系的眶下动脉在上颌及鼻腔内存在吻合。例如:ICA 发出 OA 之前的闭塞时,同侧 ECA 的分支通过 OA 向 ICA 远段供血(图 2-2-13A)。

病例七:如图 2-2-13 所示,RICA 起始处闭塞(B 图,黄色箭头),RECA 的分支通过 OA 向 ICA 颅内段供血(C 图,黄色箭头)。

2. ECA 至 VA 的侧支　ECA 的咽升动脉、枕动脉与 VA 的肌支有丰富的吻合支。

病例八:如图 2-2-14 所示,VA 近端闭塞,血流通过 ECA 的分支向 VA 供血,供应 VA 的远端。

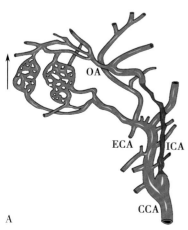
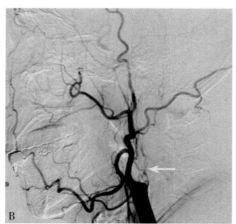
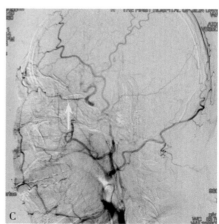

图 2-2-13　ICA 发出 OA 之前闭塞的侧支

3. SubA 至 VA 的侧支　SubA 发出甲状颈干、肋颈干等分支与 VA 存在丰富的吻合。如果一侧 VA 近端闭塞时，同侧的 SubA 发出很多侧支注入 VA。

病例九：如图 2-2-15 所示，VA 起始段闭塞，SubA 的甲状颈干、肋颈干与 VA 建立侧支吻合，将血供应给 VA 的远端。

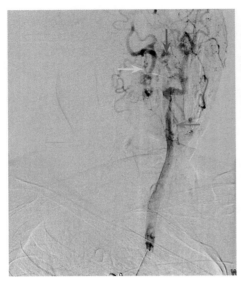

图 2-2-14　ECA 至 VA 的侧支

LVA（黄色箭头）近端闭塞，LECA（蓝色箭头）发出侧支（红色箭头）向 VA 供血

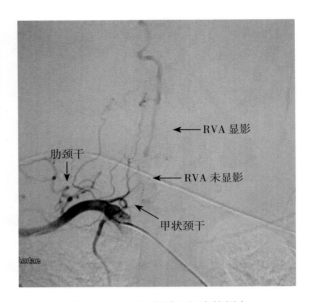

图 2-2-15　VA 起始段闭塞的侧支

VA 起始处闭塞，SubA 发出的甲状颈干、肋颈干与 VA 形成侧支吻合，将血供应给 VA 的远端

（四）罕见侧支

胚胎早期，有四条重要的动脉干线，它们连于颈动脉系统和椎基底系统之间，正常人的这些动脉发育后是消失的，如果保留至生后，就形成颈动脉 - 基底动脉之间罕见的侧支。其中主要包括原始三叉动脉、原始耳动脉、原始舌下动脉、原始寰前节间动脉（图 2-2-16）。

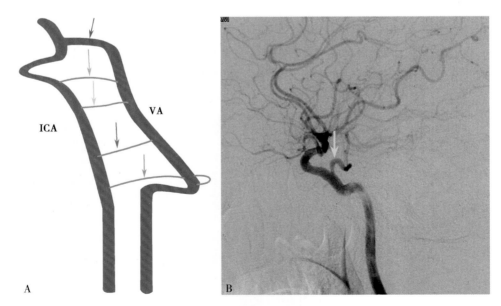

图 2-2-16　罕见侧支

A. 红色箭头为后交通，胚胎早期有重要的动脉干线包括原始三叉动脉（橘色箭头）、原始耳动脉（黄色箭头）、原始舌下动脉（绿色箭头）、原始寰前节间动脉（蓝色箭头）；B. 原始三叉动脉（黄色箭头）

参考文献

1. 高山,黄家星.经颅多普勒(TCD)的诊断技术与临床应用[M].北京:中国协和医科大学出版社,2004.

2. 华扬.实用颈动脉与颅脑血管超声诊断学[M].北京:科学出版社,2002.

3. 张致身.人脑血管解剖与临床[M].北京:科学技术文献出版社,2004.

4. 何文,颈动脉彩色多普勒超声与临床[M].北京:科学技术文献出版社,2007.

5. Felten DL,Jozefowicz RF. Netter's Atlas of Human Neuroscience［M］. New York:Elsevier Science Health Science div,2003.

6. (美)费尔腾.奈特人体神经解剖彩色图谱[M].崔益群,译.北京:人民卫生出版社,2006.

7. 任卫东,唐力.血管超声诊断基础与临床[M].北京:人民军医出版社,2005.

8. Diehm C,Allenberg JR,Nimura-Eckert K,et al.血管疾病彩色图谱[M].张小明,译.北京:人民卫生出版社,2003.

9. 刘执玉,田铧.精编人体解剖彩色图谱[M].北京:科学出版社,2001.

10. Fanari Z,Abraham N,Hammami S,et al. High-risk acute coronary syndrome in a patient with coronary subclavian steal syndrome secondary to critical subclavian artery stenosis［J］. Case Rep Cardiol,2014,2014(175235):1-5.

11. 徐恩多.局部解剖学[M].北京:人民卫生出版社,1996.

12. 郑思竞.系统解剖学[M].北京:人民卫生出版社,1991.

13. 郭光文,王序.人体解剖彩色图谱[M].北京:人民卫生出版社,1995.

14. 王根本,洛树东.医用解剖学[M].北京:人民卫生出版社,1996.

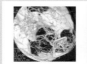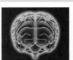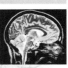

第三章
TCD 的原理及各参数的意义

第一节　TCD 频谱相关参数

一、目前神经科常用超声类型、探头与头架

（一）常用超声类型

TCD：经颅多普勒超声（transcranial doppler）（图 3-1-1），利用多普勒原理检测颅内外动脉血流频谱，因此只有频谱，而探测不到颅内血管的解剖结构。

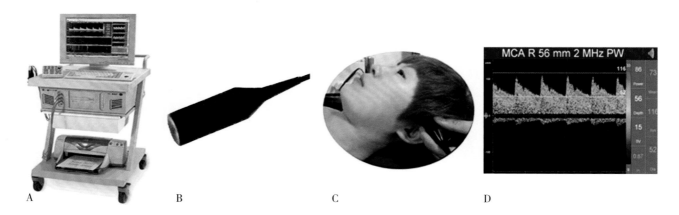

A　　　　　　　　B　　　　　　　　C　　　　　　　　D

图 3-1-1　TCD 的设备、探头和频谱

A. TCD 设备；B. TCD 仪器所用 2MHz 探头；C. 检查声窗（颞窗）；D. TCD 检测的频谱

TCCD：经颅彩色多普勒超声（transcranial color-coded duplex sonography）（图 3-1-2A~D），也称为 TCCS、TCI，与日常颈动脉超声所用设备相同，只是探头不同，除了可显示频谱，还可探及颅内的结构，包括血管、脑实质。

CDFI：也称为彩色多普勒超声（图 3-1-2E~G）、双功能彩色多普勒超声，用于颈部血管检查，可显示动脉的内中膜增厚、斑块形成、狭窄或闭塞。

（二）TCD 的探头和头架

探头包括多种，如监护探头、常规 2MHz 探头或 1.6MHz 探头、4MHz 探头，以及 8MHz 与 16MHz 探头。头架主要用于术中监测、微栓子监测、血管调节功能检测等。

二、TCD 的参数和认读

（一）超声探测的原理

1843 年，奥地利科学家 Doppler 发现：当声源与接收器存在相对运动时，声波的频率会发生改变，称之

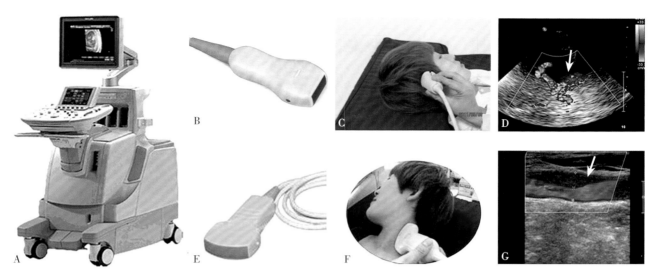

图 3-1-2　TCCD 及颈动脉超声设备、探头和图像

A. 彩色多普勒超声仪器,TCCD 与颈动脉超声共用设备;B. TCCD 所用相控阵探头;C. TCCD 检查声窗(颞窗);D. TCCD 可显示出颅内血管,箭头为动静脉畸形血管;E. 颈动脉超声所用凸阵探头;F. 颈动脉超声检查时探头所放置位置;G 箭头所指为前外侧壁的斑块(使用的为线阵探头)

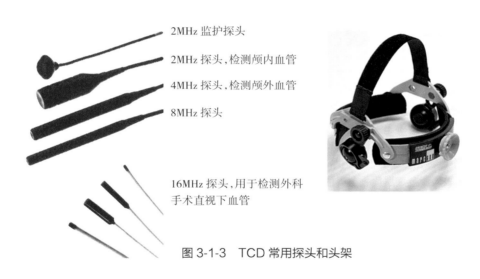

2MHz 监护探头

2MHz 探头,检测颅内血管

4MHz 探头,检测颅外血管

8MHz 探头

16MHz 探头,用于检测外科
手术直视下血管

图 3-1-3　TCD 常用探头和头架

为多普勒效应(图 3-1-4)。多普勒效应本质上来说是波源和观察者有相对运动时,观察者接受到波的频率与波源发出的频率并不相同的现象。当物体朝向观察者的方向运动时,波长会被压缩,频率会升高;反之波长被拉长,频率降低。检测到的频率变化,称为多普勒频移。

1982 年,挪威科学家 Aaslid 根据多普勒效应原理与 EME 公司一起研发了第一台经颅多普勒仪。因为涉及校正角的问题,所以有时需要注意改变探头的角度,以找到最快的血流信号。

(二) 脉冲波和连续波(图 3-1-5)

频谱多普勒主要有两种形式:连续波(continuous wave,CW)和脉冲波(pusle wave,PW)。

F1:发射超声的频率
F2:接收超声的频率

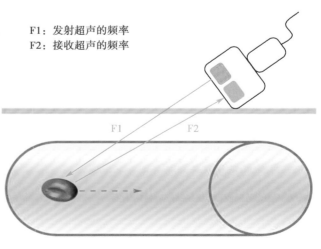

图 3-1-4　多普勒效应与入射角

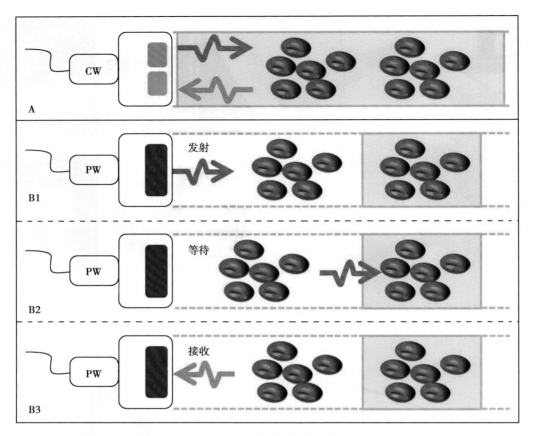

图 3-1-5　脉冲波与连续波

A. 连续多普勒（CW），不间断地发射和接收信号，在发射和接收区域内所有信号都将被探测（如图 A 黄色区域），无法提供深度信息；B. 脉冲多普勒（PW），PW 发射一个脉冲后会等待一定时间，然后接收预设深度的信号（如图 B1、B2、B3 中所示黄色区域），直到预设范围内的血流信号返回，才会发射下一个脉冲信号，因此可提供深度信息。注：红色箭头代表发出的脉冲信号，蓝色箭头代表接收的脉冲信号，黄色区域代表获得的深度范围

连续波：探头连续不断地发射并接收回声。由于接收和发射是同步的，所以没有深度的区别。测定声束全途径中所有血流信息。相伴行的动脉和静脉血流信号会同时显示在一个多普勒频谱上，CW 无法提供多普勒信号的深度信息，因此空间分辨率差。TCD 仪器配备的 4MHz 探头为连续波探头。

脉冲波：探头和接收器交替开启和关闭的频率，称为脉冲重复频率，这样信号的往返在一个特定时间内都能够接收到。通过距离方程，回声返回时间与特定深度有关。因此，PW 测定某一小区域的血流，是距离探头一定深度的区域内的血流信号。因为 $V_{max}\ D_{max} < C^2/8f_0tg\theta$ 限制，所以最大量程受深度和取样容积限制。如果 TCD 探测病变的部位血流速度高，超出量程，此时处理方法是减小深度，减小取样容积，就可以在一定范围内增加量程。TCD 仪器常用的探测颅内血管的 2MHz 或 1.6MHz 探头为脉冲波探头。

（三）TCD 仪器检测图像（图 3-1-6）

主要包括三部分，分别为频谱、M 模以及血流监护曲线。下面将从这几个方面介绍相关参数，让我们能读懂这张 TCD 图像。

频谱部分的相关参数

（1）功率：是指 TCD 输出的功率，一般情况下不要为了获得完美的血流频谱而增大功率，根据颞窗情况调节输出功率，若从眼窗探查血管应该使用更低的功率，功率减至最小（17mW）或 10%，同时要缩短检查时间。

（2）取样容积：指的是超声波在某一深度所检测的范围，过大的取样容积会导致探头接收到的血管周

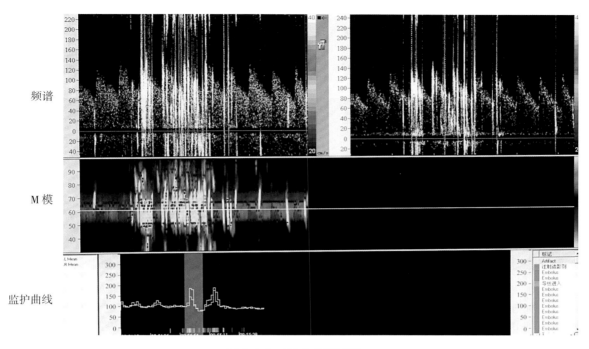

图 3-1-6　TCD 频谱图像

围的杂音信号增加,过小的取样容积会导致声波不能完整地接收到整个截面积的血流,另外,小的取样容积不易寻找到血流信号。常规检测一般设置取样容积为 12~15mm,栓子监测时会采用更小的取样容积 6~10mm。

(3) 深度:深度是指所检测血管与探头之间的距离。血管解剖位置决定所需探测的深度,如图 3-1-7 所示,将探头置于颞窗,30~60mm 深度探查到的朝向探头血流信号为同侧 MCA。沿 MCA 水平加深深度到 60~70mm,朝向探头方向血流信号为 TICA,在同一深度不同角度可探及背离探头血流信号,此为同侧 ACA(A1 段),若继续加深深度至 80~90mm,探及朝向探头血流信号则为对侧 ACA(A1 段),继续加深深度至 90~100mm,为对侧 MCA。值得一提的是,判断一条血流信号除深度是一个重要的要素之外,探头角度及压颈试验同样不可或缺。

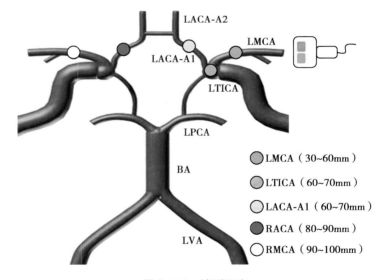

图 3-1-7　检测深度

(4) 血流速度:血流速度是指红细胞在血管腔内流动的速度,包括收缩期峰值流速(Vs)、舒张期流速(Vd)及平均流速(Vm)。血流速度受声速与血流入射角度影响较大,通常情况下,最佳入射角度范围在 0°~30°,此时检测到的流速最接近实际流速。除此之外操作者技术水平、患者年龄、性别、血液中二氧化碳浓度、血细胞比容等都对流速有一定的影响。因此对血流进行多角度探查可提高对血管狭窄诊断的准确性。

(5) 搏动指数和阻力指数:搏动指数(PI)和阻力指数(RI)是描述血流频谱形态的重要参数(图 3-1-8),搏动指数计算公式:$PI = (Vs - Vd)/Vm$,受收缩期和舒张期差值影响。血管阻力指数计算公式:$RI = (Vs - Vd)/$

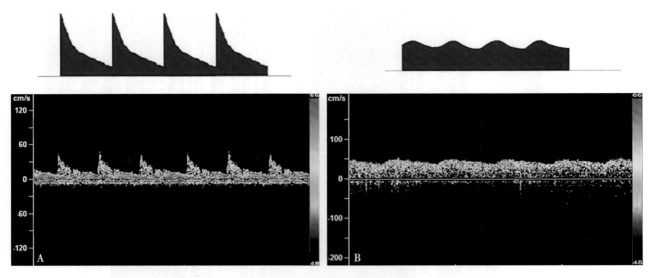

图 3-1-8　血管搏动指数及阻力指数

A. 高阻力血流频谱,PI 值较高,生理情况下该血管供应颅外,病理情况下可见于闭塞或重度狭窄近端的血流,提示该处血管的远端阻力较高;B. 低阻力血流频谱,PI 值较低,生理情况下可见于心源性血管阻力指数较低,病理情况下见于闭塞或重度狭窄血管的远端,反映远端血管阻力的降低

Vs,单纯受 Vs 及舒张末流速的影响。二者均可反映血管的顺应性或血管弹性。PI 或 RI 值升高时可反映脑血管阻力增加、脑灌注下降、脑血流量减低;PI 或 RI 值下降则反应血管阻力减低、动静脉短路、脑血流高容量改变或过度灌注等。

(6)血流方向:血流方向是被检血管内红细胞对于探头的运动方向,通常情况下将朝向探头的血流信号定义为正向血流,背离探头的血流信号定义为负向血流,正向血流位于基线上方(图 3-1-9A),负向血流位于基线下方,但这也非绝对,还取决于仪器的设置。如果设置改变,同一血流信号也可以负向血流在基线上方,正向血流位于基线下方(图 3-1-9B)。

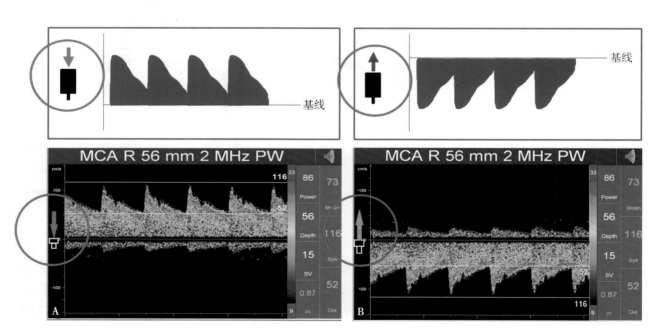

图 3-1-9　TCD 血流方向的改变

改变探头方向可以改变血流信号在基线上下的位置

判断血流方向的意义在于发现血流动力学的改变,从而判断血管狭窄发生的位置。例如,正常情况下,ACA 为背离探头血流信号(图 3-1-10A),当一侧 ICA 闭塞性病变,ACA 血流方向逆转,变为朝向探头血流信号,提示 ACoA 侧支开放(图 3-1-10B),血液由健侧颈动脉通过 ACoA 供应患侧 MCA;若此时 OA 血流方向逆转,不同于正常情况下 OA(图 3-1-10A),同时伴频谱形态由高阻力变为低阻力(图 3-1-10B),提示颈外 - 颈内侧支开放。正常情况下,VA 为背离探头血流信号(图 3-1-11A),若一侧 VA 血流信号完全逆转(图 3-1-11B),则提示同侧 SubA 存在狭窄或闭塞,血液由健侧 VA 流入患侧 VA,再流向 SubA,供应 SubA 远端及上肢血管。

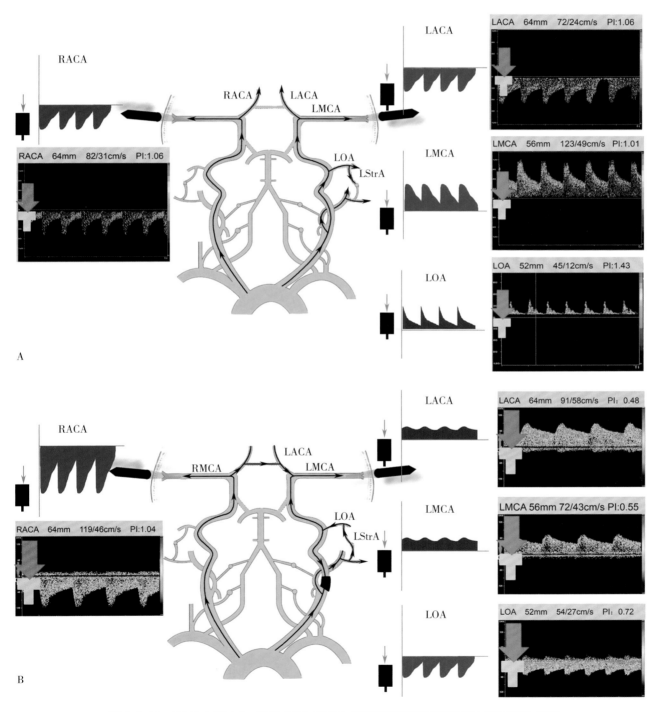

图 3-1-10　TCD 血流方向:根据 ACA 和 OA 的血流方向可以判断 ICA 的闭塞性病变

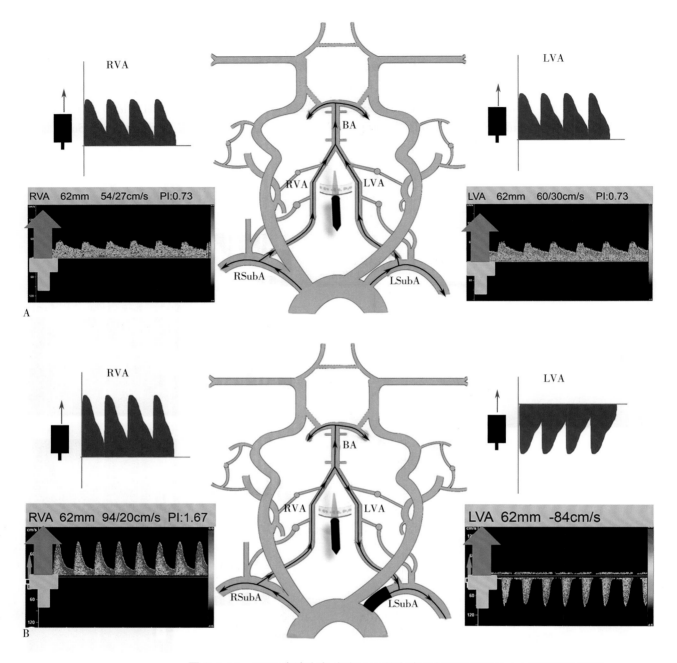

图 3-1-11 TCD 血流方向:根据 VA 的血流方向可以判断 SubA 的狭窄性病变

(7) TCD 的频谱形态:正常的 TCD 血流频谱,主要包括的信息(如图 3-1-12 所示):收缩期峰值流速、舒张期流速、平均流速、输出功率、取样容积、探测深度、搏动指数等。另外很重要的信息就是频谱的形态。

(8) 频谱的能量条(彩色色阶):正常情况下,血管内壁光滑,无内膜增厚、斑块形成或狭窄,血流则表现为层流(图 3-1-13A)。频谱上的每一个点代表血细胞的对应流速。频谱的最右边有能量条(彩色色阶)(绿色箭头)。通常,红色代表血细胞流速快,蓝色代表血细胞流速慢。

正常血流频谱:大量的血细胞位于频谱上部的高流速(管腔中心的轴流),而少量血细胞靠近基线的低流速(管腔周围的边流),因此频谱上的颜色分布与彩色色阶一致,说明为正常的层流;若血管壁斑块形成,致使流经此处的血流受到阻碍,正常层流被破坏,发生涡流甚至湍流(图 3-1-13B),频谱上颜色的表现与彩色色阶不一致,少量血细胞(蓝色)位于频谱高流速区域,大量血细胞(红色或黄色)位于频谱低流速甚至靠近基线处,我们可以从流速及频谱形态上就可判断此处是否层流被破坏,是否存在血管狭窄。

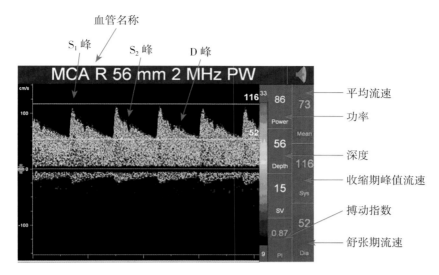

图 3-1-12 TCD 正常血流频谱

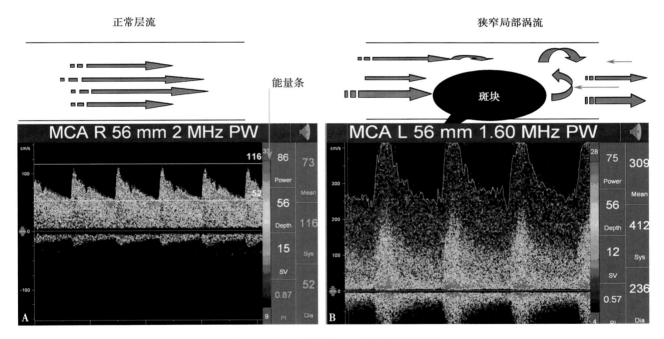

图 3-1-13 正常层流与病理性涡流频谱

A. 正常层流频谱；B. 血管壁斑块形成，形成病理性涡流和湍流。注：涡流频谱首先表现为正常的频窗消失，基线附近出现低频增强信号，反映此时处于低流速的血细胞数量较多，湍流频谱则是在涡流频谱基础之上，狭窄进一步加重，低频增强信号进一步增加，甚至存在于整个收缩期，此时反映处于高流速血细胞较少，血流混杂，提示狭窄程度较重

第二节 M 模

M 模（power motion mode Doppler，PMD）可同时显示颅内几厘米范围内的血流信号强度和方向。如图 3-2-1B 所示：纵坐标为深度，横坐标为时间，朝向探头的血流显示为红色，背离探头的血流显示为蓝色，颜色越亮为血流速度越快，颜色越暗为血流速度越慢。

M 模的临床应用包括：

一、帮助寻找声窗和识别血管

因为 M 模能够显示一段范围内的血流信号强度和血流方向，所以能够同时显示在给定位置上和固定探头方向后获得的所有血流信号。

如图 3-2-1 所示，A 图为 57mm 深度处的多普勒波形，也是 B 图黄线所示深度的多普勒频谱；B 图为 M 模，纵坐标是深度，显示 35~95mm 范围内的血流信号，可见 35~73mm 范围内为一条连续的朝向探头血流信号（同侧 MCA），73~88mm 为一条连续的背离探头血流信号（同侧 ACA），88~98mm 深度可见一条连续的朝向探头血流信号（对侧 ACA）。

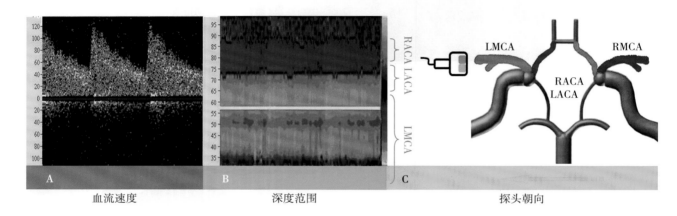

血流速度　　　　　　　　　深度范围　　　　　　　　　探头朝向

图 3-2-1　M 模

二、血管狭窄的 M 模表现

如图 3-2-2 所示，若血管存在狭窄，除在 TCD 血流频谱上表现出流速增快，频谱形态改变（声频粗糙、涡流、湍流）外，在 M 模上同样有相应的变化，如 A 图为正常层流频谱及其在 M 模上的表现，可见朝向探头红色血流信号颜色均匀分布；B 图为血管狭窄时出现的血流速度增高伴涡流频谱，在 M 模上表现为红色区域中混杂与血流速度增高相对应的高亮度区域（箭头所指）；C 图为血管狭窄程度进一步加重，出现涡流及湍流，M 模上高亮度的区域进一步扩大。血管狭窄在 M 模上的表现可以形象的形容为"虫噬样改变"。

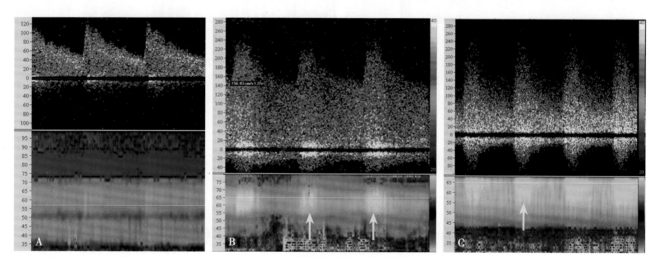

图 3-2-2　血管狭窄时 M 模表现

深度 50mm

深度 50mm

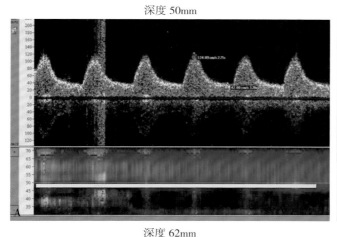

深度 62mm

图 3-2-3　SubA 盗血时 M 模的变化
A. 正常椎动脉；B. Ⅱ期盗血椎动脉；C. Ⅲ期盗血椎动脉

三、SubA 盗血的 M 模表现

如图 3-2-3 所示，正常 VA 为背离探头血流信号，在 M 模上表现为蓝色的背离探头信号（A 图）。SubA Ⅱ期盗血时，频谱上表现为收缩期朝向探头，舒张期仍然背离探头，在 M 模上则表现为红蓝信号相间分布（B 图）。当 SubA Ⅲ期盗血时，频谱上血流信号全部朝向探头，此时 M 模表现为红色的朝向探头血流信号（C 图）。

四、栓子信号的 M 模表现

TCD 可以检测到栓子信号，也是目前唯一可以实时检测栓子信号的工具。如图 3-2-4 所示，栓子在 TCD 血流频谱图上的表现为高强度信号、单方向、短时程（白色箭头）。栓子在 M 模上的表现为：高强度（颜色明亮）、在不同深度存在时间差（黄色箭头），可见从 70mm 到 50mm 深度存在斜行的栓子运行轨迹。TCD 监测到的栓子可来自颅脑与颈动脉易损斑块、心脏瓣膜置换术后，也可来自颈动脉内膜剥脱术夹闭或开放血管的瞬间或支架置入术的术中等，需要综合分析以指导临床做出相应的处理。

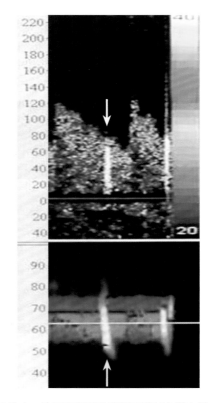

图 3-2-4　栓子在 TCD 频谱及在 M 模上的表现

第三节　血流监护曲线的设置和认读

血流监护模式为术中监护、卧立位脑血流、血流调节、发泡试验等提供了一个强有力的监测平台,设置步骤如图 3-3-1 所示,通过对不同通道、不同监测内容设置不同颜色的监测曲线,实时监测血流频谱的同时又可以获得监测内容的曲线趋势,观察到不同时间点或时间段曲线的变化,从而分析总结出曲线变化的规律或某些疾病的特异性改变(图 3-3-2)。在进行卧立位脑血流监测时,若患者存在自主神经调节功能改

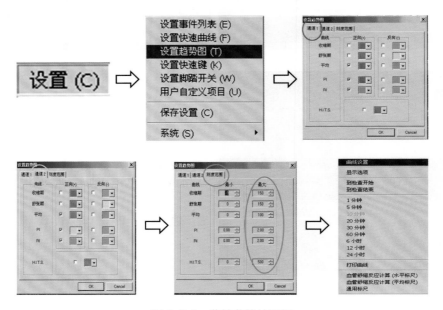

图 3-3-1　监护曲线的设置

监护曲线的设置,在工具栏中选择"设置"选项,出现对话框,选择设置趋势图,然后针对需要对通道 1、通道 2 进行设置(如红色、黄色及蓝色实线所示范围),对通道进行设置时,曲线颜色选择比较自由,能清晰区分出各条曲线即可,最后根据监测目的对最高流速、监测时间进行设置(如卧立位脑血流监护 5 分钟即可)

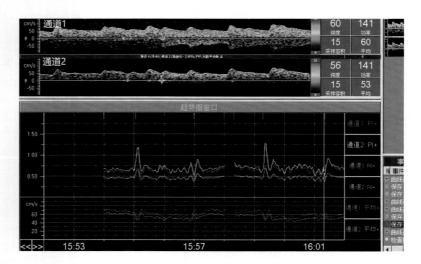

图 3-3-2　TCD 血流监护曲线

从该图片下半部分监护曲线可以阅读到的信息包括:右侧从上至下分别为(红色曲线为通道 1 的 PI 值,黄色曲线为通道 2 的 PI 值,绿色曲线为通道 1 的 RI 值,淡蓝色曲线为通道 2 的 RI 值,蓝色曲线为通道 1 的平均流速;粉色曲线为通道 2 的平均流速),监测时间 - 横轴,是从 15:53 分到 16:01 分,共计 8 分钟,这是一名正常人的卧立位监护曲线

变时,曲线会发生变化。例如,多系统萎缩患者 W 波消失,缺血性脑血管病患者体位性血流变化者症状更易恶化,惊恐障碍者脑血流调节障碍。

第四节　经颅彩色多普勒超声介绍

TCD 是利用多普勒效应观察颅内外血管的血流动力学。经颅彩色多普勒(transcranial color-code doppler,TCCD/TCCS)是利用低频探头,通过声束透过声窗(颞窗、枕窗、眼窗及颅骨缺损区域)显示脑实质及血管结构。

一、不同声窗检测的方法与图像识别

(一) 颞窗探查

如图 3-4-1 所示,经颞窗探查(A 图),探头与颅骨垂直,沿着从耳屏前缘到眉弓的斜线角度,进行扫查。颞窗透声良好的情况下,首先根据患者头围大小调节显示深度,深度调节到可以清晰显示对侧强回声颅骨板为宜(B 图,绿色箭头),然后找到"双轨"的三脑室结构和"蝴蝶状"低回声中脑(B 图,红色虚线),此时

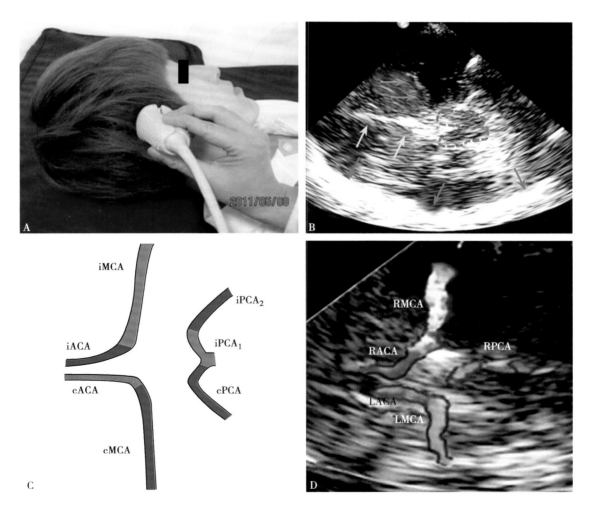

图 3-4-1　颞窗探查时 TCCD 图像

A. 经颞窗探查患者体位;B. 颞窗探查时的二维结构,二维结构清晰定位后,可使 CDFI 血流成像显示更加准确及清晰;C、D. 直接显示各条血流信号的位置关系及彩色血流充盈情况,并直接显示血流的方向,其中红色为朝向探头,蓝色为背离探头,图 C 模式图中所示,i 为探头放置侧的血管,c 为探头放置对侧血管。可探查到双侧 MCA、ACA、TICA、PCA

CDFI 会清晰显示沿中脑走行的 PCA 的 P1、P2 段(C、D 图,P1 为朝向探头或背离探头,多为红色;P2 为背离探头,多为蓝色)。当一侧 MCA 闭塞时,可看到丰富的脑膜支代偿,向 MCA 远端延伸,代偿供血。若同侧 ICA 颅外段病变,有时会看到开放的 PCoA,连接于 TICA 与 PCA 之间,此时 PCA 的 P1 段流速会升高,代偿性地向 ICA 供血。若为双侧 VA 或 BA 重度狭窄或闭塞病变时,也可看到开放的 PCoA,此时开放途径为前循环向后循环供血,开放侧的 PCoA 血流方向为从 TICA 流向 PCA。

大脑中线结构清晰后(B 图,黄色箭头),可探及强回声的蝶骨(B 图,蓝色箭头),在此切面 CDFI 可探及 MCA 蝶部(M1 段),调整角度可出现 MCA 岛部(M2 段)以及 ACA-A1、ACA-A2 段。若 ICA 颅外段病变,ACoA 侧支开放,可探查到反向的 ACA(A1 段),此时患侧 ACA 为朝向探头的红色血流信号,患侧 MCA 主干彩色血流颜色暗淡,不如健侧血流显示鲜亮。TICA 显示的为横断面,不断调整探头角度,使 MCA(M1 段)及 ACA(A1 段)同时显示,此时分出两条血管的交界点位置为 TICA(朝向探头的红色血流),由于解剖位置及颞窗限制,常常不能在同一切面同时显示以上各条颅内血管,检查过程中需要微调角度,有针对性地进行扫查。

(二) 眼窗探查

眼球及其后部血管及视神经鞘结构如图 3-4-2 所示。

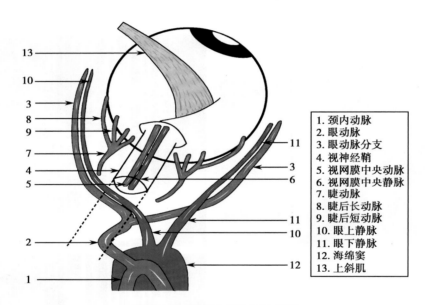

1. 颈内动脉
2. 眼动脉
3. 眼动脉分支
4. 视神经鞘
5. 视网膜中央动脉
6. 视网膜中央静脉
7. 睫动脉
8. 睫后长动脉
9. 睫后短动脉
10. 眼上静脉
11. 眼下静脉
12. 海绵窦
13. 上斜肌

图 3-4-2　眼部血管和视神经鞘

经眼窗探查时,首先将机械指数及热指数调整到安全范围(通常为最小值),如图 3-4-3 所示,患者闭目,探头轻置于眼睑上方,二维情况下清晰显示视神经暗区(A 图),此处作为重要的解剖定位标志,彩色多普勒可显示 OA、视网膜中央动脉及睫状动脉等,同时还可进行频谱多普勒测定(B 图)。OA 位置较其他动脉位置深,取样位置在球后壁 15mm 以后,视神经的一侧;视网膜中央动脉由眶内的 OA 发出,取样位置位于视神经暗区球后壁 3mm 处,CDFI 呈红、蓝血流信号,频谱呈相对高阻型;睫状动脉分为睫状后动脉和睫状前动脉,均由 OA 发出,CDFI 主要检测睫状后动脉(睫状后短动脉),睫状后动脉通常取样在视神经两侧距球后壁 10~15mm,睫状后短动脉约在 3~5mm 处,频谱均呈高阻型。OA 正常情况下为朝向探头(红色血流信号)高阻型血流频谱,若 ICA 颅外段病变,OA 反向供应颅内,此时 OA 反向,为蓝色血流信号,频谱由高阻型外周频谱变成低阻型频谱,提示颈外 - 颈内侧支开放(C2 图)。若为颈动脉海绵窦瘘患者,可在此处看到动脉与静脉的异常通路,表现为五彩相间的彩色血管团(D2 图)。

(三) 枕窗探查

如图 3-4-4 所示,经枕窗探查,患者呈俯卧位,颈部屈曲隆起,经枕骨大孔可探查到双侧 VA、PICA、

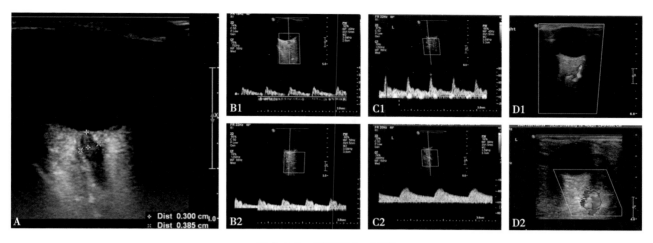

图 3-4-3 眼窗探查时图像

A. 视神经鞘;B1. 视网膜中央动脉血流频谱,B2. 睫状后动脉血流频谱;C1. 正常 OA,C2. ICA 颅外段病变时,OA 反向,搏动指数减低;D1. 正常 OACDFI 成像,D2. 发生海绵窦瘘时,动静脉血流混合形成的彩色血流团

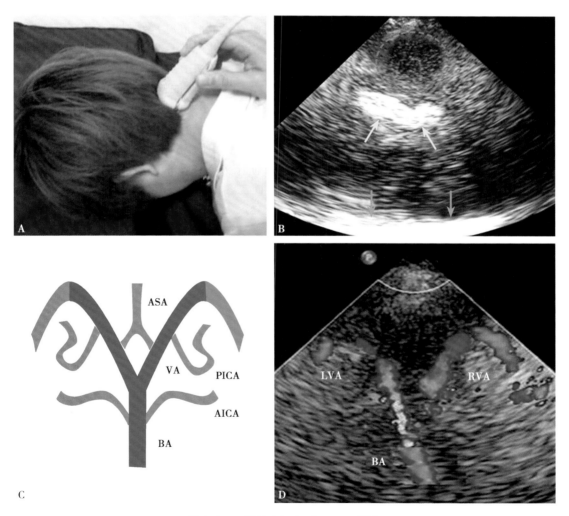

图 3-4-4 经枕窗探查时 TCCD 图像

A. 经枕窗探查时体位及探头放置;B. 枕窗探查时二维结构,红色虚线所示其回声区域为枕骨大孔,蓝色箭头为前额部颅骨,黄色箭头强回声区域为斜坡;C. 椎动脉、基底动脉及其主要分支模式图;D. 清晰定位二维结构后,CDFI 可显示由双侧 VA 及 BA 组成的"Y"形结构

AICA 及 BA,重要的定位标志为枕骨大孔及斜坡,将其清楚显示后,可探测到双侧 VA 汇合成 BA,但由于双侧 VA 解剖位置常常不在同一扫查平面,需要不断调整探头入射角度,双侧 VA 及 BA 典型的结构呈"Y"形,若 BA 先天走行弯曲,也可呈左"C"或右"C"形。TCCD 可直视 VA-BA 的汇合,当 VA 颅外段呈高阻型血流频谱改变时,可通过 TCCD 鉴别 VA 颅内段的狭窄、闭塞或单纯发育纤细,并可明确闭塞处与小脑后下动脉的位置关系,提高后循环诊断的准确性。

值得注意的是,检查过程中将彩色标尺及彩色增益调整到最佳以便观察彩色血流充盈情况,注意是否有局部"花彩"的存在,血管重度狭窄的典型表现为"束腰征",局部频谱多普勒显示流速升高,伴涡流、湍流等频谱形态改变,血管远端呈低流速低搏动。若为 MCA 闭塞性病变,MCA 主干无血流充盈,或在沿主干方向探及散在的微弱的血流信号。此外,取样角度对血流速度有很大影响,尽量通过调整入射角度和位置,使取样线与管腔保持平行,此时获得流速更为准确。

二、TCD 与 TCCD

TCD 与 TCCD 相比优势在于仪器小巧,便于床旁操作,价格相对便宜,所需声窗较小。并且有监测头架可以进行床旁或术中的监测,可进行微栓子监测、发泡试验、脑血管调节、卧立位脑血流评估、功能 TCD 等特殊检查。但更多依赖于操作者判断血管狭窄,缺乏结构方面的信息,且无法控制取样容积的位置及声束的入射角度。

TCCD 的优势在于可以显示脑实质二维结构、颅内血管(动脉、静脉)及骨性结构,直观地调节取样容积及入射角度,对于颅内动脉狭窄的定位、动静脉畸形的诊断明显优于 TCD 检查。有研究显示,TCCD 对于颅内静脉(大脑中深静脉、基底静脉、大脑大静脉)的检出率达 70%~90%,而 TCD 往往需要借助动脉标记来定位相关静脉,对于大脑中深静脉的检出率仅为 22%,基底静脉的检出率为 93%。TCCD 基于脑实质结构的定位明显优于 TCD,但颅骨声窗的限制仍然对 TCCD 造成影响,尤其是老年女性,有研究对 1740 例患者经颞窗检查约 10%~20% 无法穿透颅骨,不能成功显示颅内结构。超声造影剂有助于解决因骨窗穿透不良所导致的颅内血管探查困难,提高检出的成功率。TCCD 所需声窗大于 TCD 所需要声窗(主要由于两者探头横截面积的差别所致),且仪器价格昂贵,不方便床旁操作及术中监测,没有监测头架,不能进行微栓子监测及长时间监测。在临床实践中 TCD 与 TCCD 二者相结合可起到优势互补的作用,最大限度地发挥超声无创诊断血管疾病的优势。

参考文献

1. Kochanowicz J,Krejza J,Mariak Z,et al. Middle cerebral artery spasm after subarachnoid hemorrhage:detection with transcranial color-coded duplex US [J]. Neuroradiology,2006,48:31-36.
2. Widder B. Dopplerund Duplexsonographie der hirnversorgenden Arterien [M]. Berlin,Heidelberg:Springer,1995,6:156-163.
3. 李立新.眼部超声诊断图谱[M].北京:人民卫生出版社,2013.
4. 陈建梅.经颅彩色及频谱多普勒超声评价大脑中动脉狭窄支架术血流动力学变化[D].西安:第四军医大学,2011.
5. Baumgartner RW,Baumgartner I,Mattle HP,et al,Transcranial color-codedduplex sonography in the evaluation of collateral flow though the circle of Willis [J]. Am J Neuroradiol,1997,18:127-133.
6. 赵亚利,段云友,曹铁生,等.经颅彩色多普勒血流影像对颈内动脉海绵瘘的临床诊断价值[J].中华医学杂志,1995,75(3):141-143.
7. Lin SK,Ryu SJ,Chu NS,et al.Carotid duplex and transcranial color coded sonography in evaluation of carotid cavenous sinus fistulas[J].J Ultrasound Med,1994,13(7):557-564.
8. Kaps M,Schaffer P,Beller KD,et al.Characteristics of transcranial Doppler signal enhancement using a phospholipid-containing echocontrast agent [J].Stroke,1997,28:1006-1008.
9. Postert T,Federlein J,Przuntek H,et al.Insufficient and absent acoustic temporal bone window:potential and limitations of transcranial contrast-enhanced color-coded sonography and contrast-enhanced powerbased sonography [J].Ultrasound Med Biol,1997,23:857-862.

10. Stolz E,Kaps M,Kern A,et al. Transcranial color-coded duplex sonography of intracranial veins and sinuses in adults.Reference data from 130 volunteers［J］. Stroke,1999,30:1070-1075.

11. Valdueza JM,Schmierer K,Mehraecin S,et al.Assessment of normal flow velocity in basal cerebral veins.A transcranial Doppler ultrasound study［J］. Stroke,1996,27:1221-1225.

12. 张致身.人脑血管解剖与临床[M].北京:科学技术文献出版社,2004.

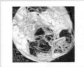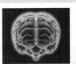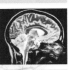

第四章
TCD 常用试验的方法、意义和注意事项

TCD 常规检查中会用到一些辅助试验,这些试验是规范操作和正确诊断的基础。主要有以下几个:颈总动脉压迫试验、颞浅动脉及面动脉压迫试验、束臂试验、对光试验、颞浅动脉震颤压迫试验、肘动脉挤压试验。

第一节 颈总动脉压迫试验

颈总动脉压迫试验简称压颈试验,它是所有辅助试验中最常用的,我们通过一个病例来了解压颈试验:

病例一:李某,男性,54 岁,因左侧肢体活动不灵就诊。如图 4-1-1 所示,该患者右侧颞窗探及三条血流信号,考虑:各自是什么血管? 这几条血流的频谱正常吗? 提示了什么血管的病变? 这些问题都可以通过压颈试验来辅助诊断。

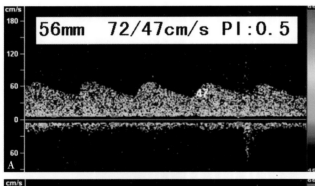

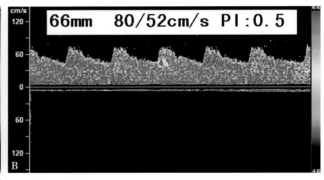

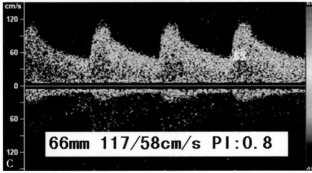

图 4-1-1 病例一:右侧颞窗探及的三条 TCD 频谱
注:血流速度的表达方式为"收缩期峰值流速 / 舒张期流速,PI 值"。A. 56mm 深度时探及的血流信号,血流速度 72/47cm/s,PI:0.5,血流方向朝向探头;B. 66mm 深度时探及的血流信号,血流速度 80/52cm/s,PI:0.5,血流方向朝向探头;C. 66mm 深度探头稍向后下倾斜时探及的血流信号,血流速度 117/58cm/s,PI:0.8,血流方向朝向探头

如图 4-1-2 所示,图 A1~A3 是 56mm 深度时探及的血流信号,以及对压颈试验的反应。A1 未做压颈试验;A2 压迫同侧 CCA,血流信号没有明显改变,说明这条血管不是由同侧 CCA 供血;A3 压迫对侧 CCA,血流信号下降,说明它由对侧 CCA 部分供血。B1~B3 图是 66mm 深度时探及的血流信号,以及对压颈试验的反应。B1 未做压颈试验;B2 压迫同侧 CCA,血流信号没有明显改变,说明这条血管不是由同侧 CCA 供血;B3 压迫对侧 CCA,血流信号下降,说明它由对侧 CCA 部分供血。C1~C3 图是 66mm 深度时探头稍向后下方倾斜时探及的血流信号,以及对压颈试验的反应。C1 未做压颈试验;C2、C3 分别压迫同侧及对侧 CCA 血流信号均无改变,说明它是由后循环供血。

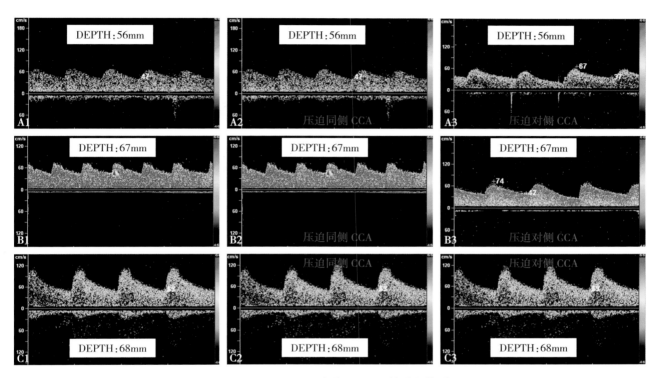

图 4-1-2　通过压颈试验对三条血管进行鉴别

根据这三根血管探测的深度、探头的角度和对压颈试验的反应,考虑这三根血管依次分别是:低流速低搏动的 RMCA、低流速低搏动而且反向的 RACA、代偿性增快的 RPCA,超声提示 RICAex 闭塞,ACoA 开放、RPCoA 开放,RMCA、RACA 血流来源于对侧颈动脉及后循环！于是我们给这个患者做了颈动脉超声检查(图 4-1-3)。

这个患者的颈动脉超声证实了 TCD 检查的诊断,从这个病例中可以看出压颈试验的重要性。因此,简要总结一下压颈试验的意义、方法和注意事项。

一、压颈试验的意义

(一) 确认探及的血流信号是哪条血管

正常情况下,通过探头角度与深度就可以大致判断颅内血管是否正常,但当血管有病变时,就需要通

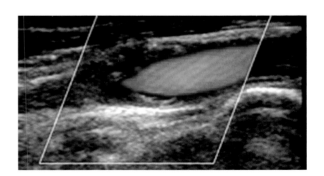

图 4-1-3　病例一的颈动脉超声图谱

RICA 起始处可见不均匀回声物质填充,CDFI 示无血流信号,提示 RICA 起始处闭塞

过压颈试验进一步确认病变血管。MCA、PCA 均为朝向探头血流,当 ICA 严重狭窄或闭塞时,如果 ACoA 开放,则 ACA 也反向为朝向探头血流,此时,只有靠压颈试验来鉴别是哪条血管。

(二) 判断 ACoA、PCoA 是否存在以及是否开放

前、后交通动脉"存在"与前后交通动脉"开放"是两个概念,"存在"是指这条交通支的解剖结构是存在的,但无血流通过;"开放"是指这条交通支不仅解剖结构是存在的,而且有血流通过这条桥梁供血给需要血运的血管。

(三) 为颈动脉内膜剥脱术术中是否做转流提供重要参考信息

详见颈动脉内膜剥脱术术中 TCD 监测章节。

二、压颈试验的方法

压颈试验的方法有两种,分为动态压颈试验和静态压颈试验,常用静态压颈试验(简称压颈试验)。以 MCA 为例介绍一下压颈试验的方法(图 4-1-4)、位置(图 4-1-5)和手法(图 4-1-6)。

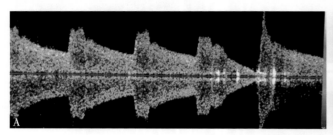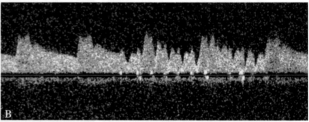

图 4-1-4　静态压颈试验和动态压颈试验

A. 静态压颈试验,压迫与 MCA 同侧的 CCA 约 1~2 秒,MCA 血流信号明显减低,仅存接近基线水平的低平血流信号,放松压迫后,MCA 血流明显升高,高于压颈前的血流速度,然后迅速恢复正常流速;B. 动态压颈试验,采用震颤压迫与 MCA 同侧的 CCA,MCA 血流频谱出现与压迫试验节律一致的震颤血流信号,放松压迫后血流速度恢复正常

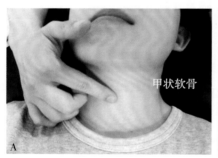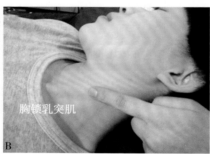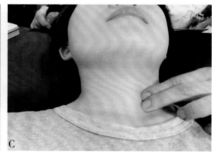

图 4-1-5　压颈试验的位置

在锁骨上方,甲状软骨(A 图所指)以下,气管外缘与胸锁乳突肌内缘(B 图所指)之间,在这个区域内触及搏动的 CCA,用食指、中指指尖位于 CCA 前壁内侧,使 CCA 在手指与颈椎横突的压迫下管腔暂时变窄或闭合

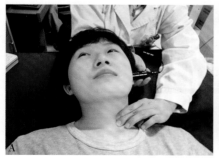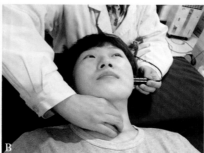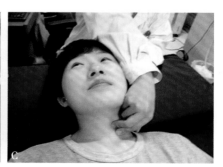

图 4-1-6　压颈试验的手法(以检查 LMCA,单人操作为例)

A. 可以把探头交到右手,左手压迫 LCCA;B. 探头仍在左手,右手直接去压迫 CCA;C. 探头仍在左手,但右手绕过头部,压迫 CCA

三、压颈试验后不同血管的反应

(一) MCA 和 TICA

MCA 和 TICA 对压颈试验的反应是不同的(图 4-1-7),可根据它们对压颈试验的不同反应鉴别这两根血管。

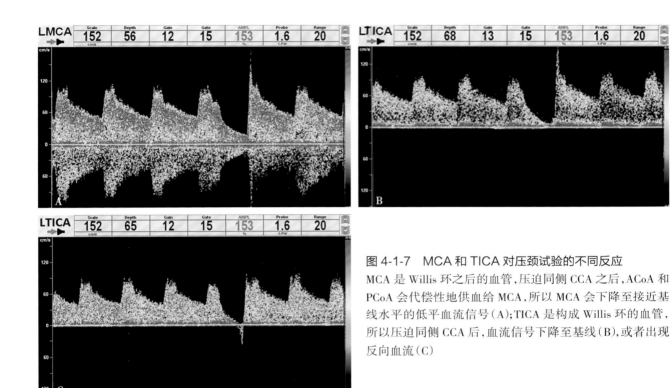

图 4-1-7　MCA 和 TICA 对压颈试验的不同反应

MCA 是 Willis 环之后的血管,压迫同侧 CCA 之后,ACoA 和 PCoA 会代偿性地供血给 MCA,所以 MCA 会下降至接近基线水平的低平血流信号(A);TICA 是构成 Willis 环的血管,所以压迫同侧 CCA 后,血流信号下降至基线(B),或者出现反向血流(C)

(二) ACA 和 PCA

ACA(图 4-1-8)和 PCA(图 4-1-9)都有几种生理变异,每一种变异都对压颈试验的反应略有不同。

1. ACA 及 ACoA 存在变异时,对压颈试验的反应　如图 4-1-8:①ACoA 存在,双侧 ACA 发育对称:压迫 RCCA,RACA 血流信号消失后逆转,此时 LACA 血流升高;压迫 LCCA,RACA 血流升高,LACA 血流信号消失后逆转;②ACoA 不发育型:压迫 RCCA,RACA 血流下降,LACA 血流不变;压迫 LCCA,LACA 血流下降,RACA 血流不变;③一侧 ACA-A1 不发育(图示为 RACA-A1 缺如):压迫 RCCA,双侧 ACA 流速均无改变,压迫 LCCA,双侧 ACA 血流信号均消失;④双侧 ACA 发育不对称型(图示为 LACA 优势,RACA 发育不良):RACA 血流信号低,压迫 RCCA,RACA 血流逆转,且反向幅度高,而此时 LACA 血流升高;压迫 LCCA,LACA 血流逆转,且反向幅度低,此时 RACA 血流升高;⑤双侧 ACA-A1 均由一侧发出(图示为均由左侧发出):压迫 RCCA,双侧 ACA 流速均无改变,压迫 LCCA,双侧 ACA 血流信号均消失。

2. PCA 及 PCoA 存在变异时,对压颈试验的反应　如图 4-1-9 所示。

四、注意事项

1. 注意压颈的位置,压迫的是 CCA,不可压迫球部及 ICA。
2. 注意挤压的方向,向后外方压在横突上,不要向内挤压气管。
3. 不要用力按压,动作要轻柔,若用力按压没有效果是因为部位不对或 CCA 滑走。
4. 持续时间通常为 1~2 秒,不超过 3~4 秒,点到为止。

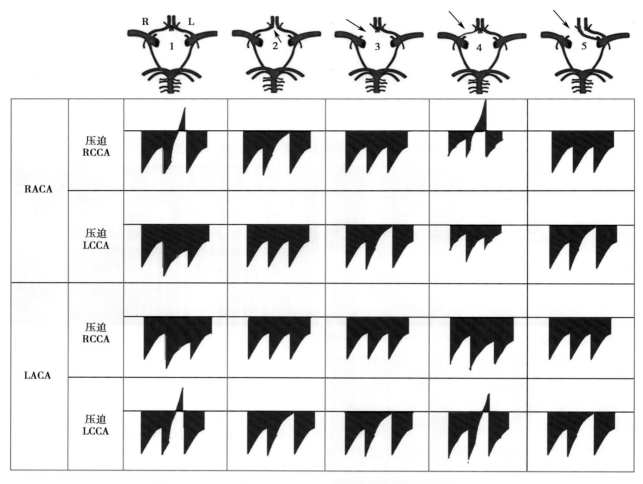

图 4-1-8　ACA 与 ACoA 不同发育类型对压颈试验的不同反应

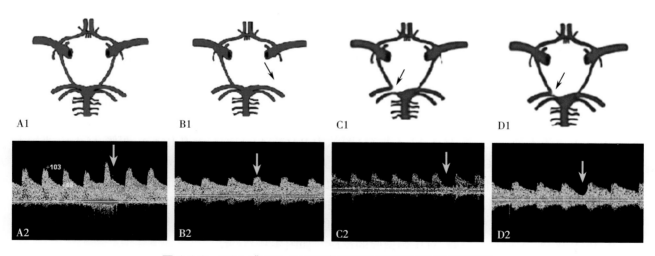

图 4-1-9　PCA 或 PCoA 不同发育类型对压颈试验的不同反应

A1~D1 为 PCA 发育异常的示意图,A2~D2 为相应大的 TCD 频谱。A1. PCA 由椎基底动脉供血且 PCoA 发育正常:压迫同侧 CCA,PCA 血流信号升高(A2 黄色箭头);B1. PCoA 不发育:压迫同侧 CCA,PCA 血流信号不变(B2 黄色箭头);C1. PCA 发自 ICA(胚胎型 PCA):压迫同侧 CCA,PCA 血流降低至基线(C2 黄色箭头);D1. PCA 发自 ICA,并有一小支与 BA 吻合:压迫同侧 CCA,PCA 血流下降一部分(D2 黄色箭头)

5. 禁忌证:支架术后等。

6. 对于年龄大,有危险因素的患者,建议先做颈动脉彩色多普勒超声,压颈时避开斑块位置。

7. 压颈同时注意有无栓子信号(图 4-1-10),如图 4-1-10B 所示箭头,压颈相关栓子多出现在被压迫的颈动脉再次恢复血供瞬间,TCD 频谱上表现为血流下降后再次上升瞬间。

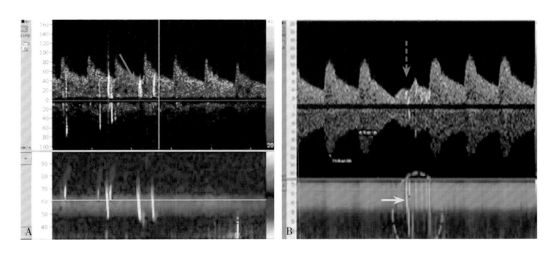

图 4-1-10 栓子信号

高强度、短时程,伴异常的声频"鸟鸣音"。M 模上呈现高亮度,斜形信号(黄色箭头所示)

第二节 颞浅动脉及面动脉压迫试验

一、颞浅动脉及面动脉压迫试验意义

在 ICAex 严重狭窄或闭塞后,判断 ECA-ICA 侧支是否开放。

二、颞浅动脉及面动脉压迫试验检查方法

见图 4-2-1,以探测右侧滑车上动脉(StrA,此处检测到的也可能是 OA 其他分支,但为了本书后续易于讲解,就统称为"StrA")为例,用左手持探头的线,使探头轻轻放在内眦部,轻柔调整角度,当检测到血流信号后,用右手的中指和(或)无名指压迫面动脉(位于下颌骨下缘下颌角前方)并同时用右手的拇指压迫耳前的颌内动脉和(或)颞浅动脉。

三、颞浅动脉及面动脉压迫试验后"StrA"的表现

见图 4-2-2。

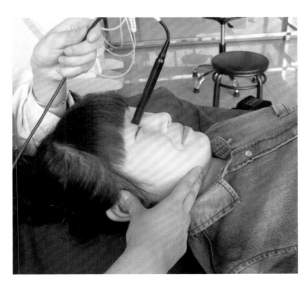

图 4-2-1 颞浅动脉及面动脉压迫试验手法(以右侧为例)

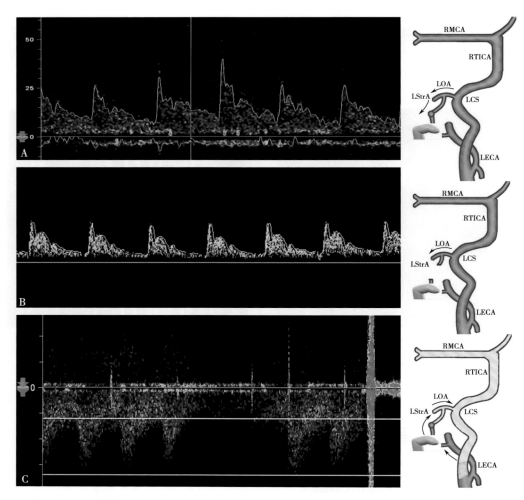

图 4-2-2　颞浅动脉及面动脉压迫试验的"StrA"三种不同血管反应

A. 正常"StrA"：压迫后"StrA"流速增快，说明"StrA"与 ECA 分支之间存在吻合支；B. 正常"StrA"：压迫后"StrA"流速不变，说明"StrA"与 ECA 分支之间不存在吻合支；C. 颈外 - 颈内侧支开放的"StrA"："StrA"血流反向，压迫后消失或逆转，说明同侧 ICA 严重狭窄或闭塞，ECA-ICA 侧支开放

第三节　束臂试验

一、束臂试验的意义

常规 TCD 检查疑诊 SubA 狭窄伴 SubA 盗血综合征时：

（一）确定盗血现象是否存在

确认盗血现象是否存在时，观察的血管是狭窄侧 VA。当 SubA 狭窄出现盗血时，狭窄侧 VA 会随着盗血程度的不同出现相应的改变，当做完束臂试验后，盗血现象强化。

Ⅰ期、Ⅱ期、Ⅲ期盗血束臂试验之前和之后的阳性表现，如图 4-3-1 所示。

1. Ⅰ期盗血　可见收缩期切迹（A1 图），束臂试验松开束带后血流速度减慢，切迹加深（A2 图）。

2. Ⅱ期盗血　收缩期血流反向，舒张期正向（B1 图），束臂试验松开束带后反向血流加深，正向血流减慢（B2 图）。

3. Ⅲ期盗血　血流信号全部反向（C1 图），束臂试验松开束带后反向血流加深（C2 图）。

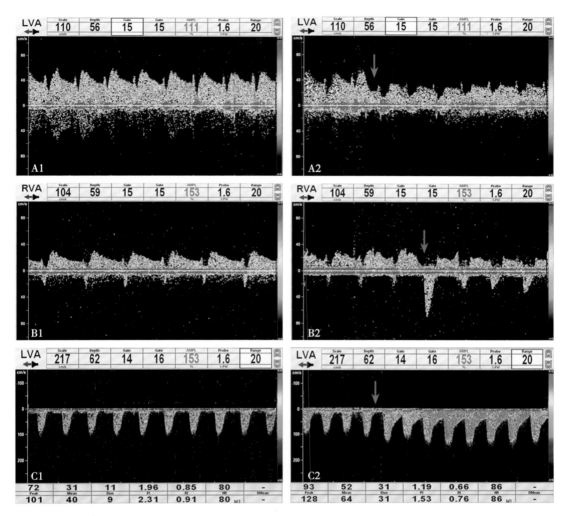

图 4-3-1 SubA 盗血束臂试验的阳性表现

（二）确定盗血通路

SubA 盗血综合征常见的盗血通路有三条：VA-VA 盗血通路、BA-VA 盗血通路、枕动脉（OcciA）-VA 盗血通路。根据不同的盗血通路分别观察狭窄对侧 VA、BA、狭窄同侧 OcciA 和双侧 PCA，其阳性结果如图 4-3-2 所示。

1. VA-VA 盗血通路　患侧 VA 呈盗血样频谱改变,束臂试验后盗血程度加重;代偿侧的 VA 血流速度增快,束臂试验松开束带后血流速度增高。

2. BA-VA 盗血通路　患侧 VA 呈盗血样频谱,束臂试验后盗血程度加重;BA 束臂试验松开束带后盗血程度加重。

3. OcciA-VA 盗血通路　枕动脉参与盗血时,松开束带后血流速度增高,尤以舒张期增高明显。

二、束臂试验的原理

将血压维持在超过收缩压水平并同时反复握拳时,肢体的血流被挤压到近心端,当突然松开止血带时,更多的血流进入肢体远端,盗血现象得到强化。

三、束臂试验的方法

如图 4-3-3 所示:①测量患侧和健侧血压（A 图);②测量患侧血压后,将袖带内的压力增加到超过收缩

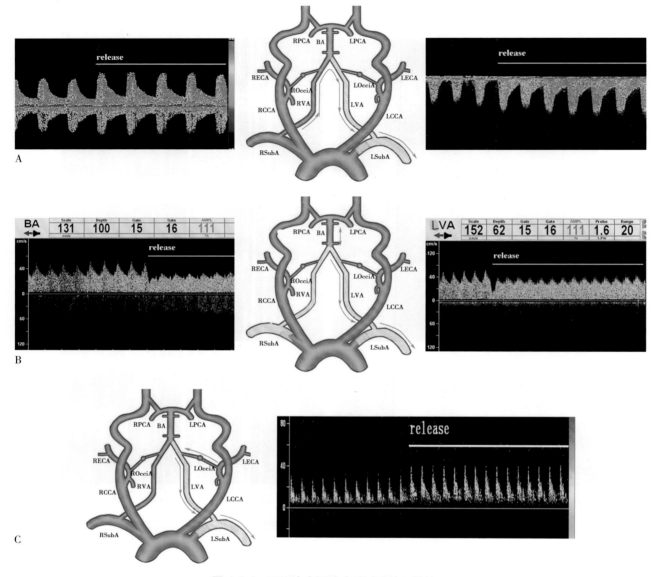

图 4-3-2　不同盗血通路束臂试验的阳性结果

A. VA-VA 盗血通路:患侧 VA 呈Ⅲ期盗血样频谱改变,束臂试验后反向血流信号加深(左图);代偿侧的 VA 血流速度增快,束臂试验松开束带后血流速度增高(右图);B. BA-VA 盗血通路:患侧 VA 呈Ⅰ期盗血样频谱,束臂试验后流速减低,切迹加深(左图);BA 束臂试验松开束带后血流速度降低(右图);C. OcciA-VA 盗血通路:OcciA 参与盗血时,松开束带后血流速度增高

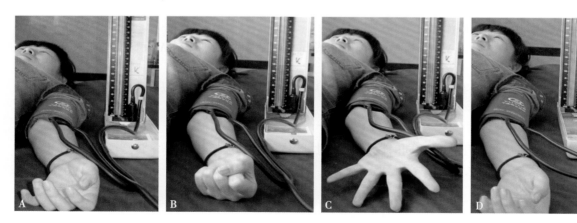

图 4-3-3　束臂试验的方法

压的 20~30mmHg,关闭血压计阀门,维持在该水平,同时嘱患者反复握拳(B 图)和松开(C 图),约 2 分钟后迅速打开阀门或松开止血带(D 图);③手持TCD探头维持在需要被监测的血管一定时间,放慢扫描速度,在松开止血带的同时观察血流速度和方向的变化,并储存。

四、注意事项

1. 束臂试验时,被束的一定是患臂,为了明确盗血程度和盗血途径,只是超声监测血管不同。
2. 束臂时间不宜过长。
3. 松开止血带时速度要快。
4. 在松开止血带时探头不能移动。

典型病例:王某,男性,50 岁,因头晕就诊。如图 4-3-4 所示,常规 TCD 检查探测 LVA,发现 LVA 有收缩期切迹(A 图,红色箭头),这时应考虑是什么病变所致,是 LVA 开口处病变还是 LSubA 狭窄所致的盗血综合征。我们给这个患者做束臂试验,发现束臂试验后LVA血流速度减慢,切迹加深(B 图,红色箭头),束臂试验阳性,所以确定为 LSubA 盗血综合征。患者随即行颈动脉超声检查,发现 LSubA 起始处可见斑块形成,造成管腔狭窄,原始管径 6.4mm,残余管径 2.0mm,直径狭窄率 67.7%(C 图,黄色箭头),局部血流速度 471/85.6cm/s,可见涡流、湍流、声频粗糙(D 图),诊断:LSubA 起始处狭窄(50%~69%),盗血综合征Ⅰ期。

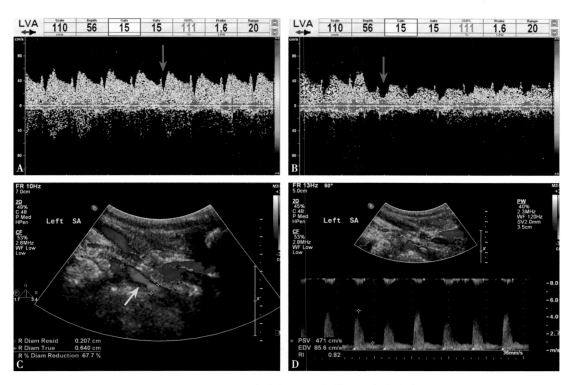

图 4-3-4　一名患者 TCD 频谱——束臂试验

第四节　对光试验

一、对光试验的意义

确认 PCA,尤其对胚胎型 PCA(由 ICA 供血的 PCA)的鉴别很有帮助。

二、对光试验的原理

PCA 是视觉中枢血液供应的重要来源,光刺激增加了视觉中枢的兴奋性,PCA 供血量增加,流速升高(图 4-4-1)。

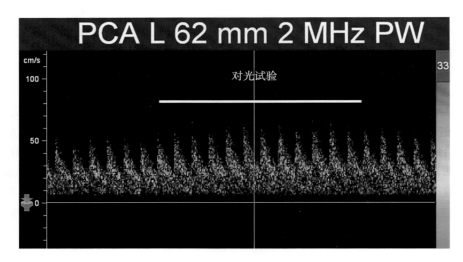

图 4-4-1　对光试验阳性结果

三、对光试验操作方法

如图 4-4-2 所示,获得 PCA 血流信号后,室内光线调暗(A 图),嘱患者眼睑闭合(B 图),可观察到 PCA 流速相对减低,然后用诊察类聚光器(如手电光)照射受试者的眼睛,并嘱患者睁开眼睛(C 图),注视光亮,会出现 PCA 血流逐渐升高。

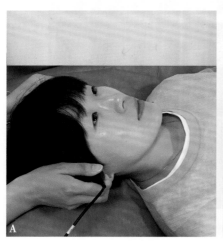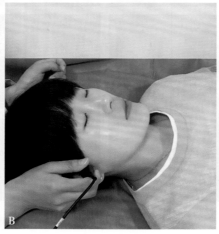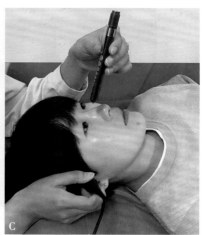

图 4-4-2　对光试验的操作方法

四、注意事项

避免用过于强烈的光线直射眼睛。

典型病例:张某,男性,39 岁,因头晕就诊。如图 4-4-3 所示,左侧颞窗 66mm 深度探头方向朝向后下可探及血流信号(A 图),压迫同侧 CCA 后血流下降(B 图),根据探测深度和探头角度我们考虑这根血管可能是 PCA,可是压颈试验后血流信号却下降了,那么如何确认这是 MCA 还是胚胎型 PCA 呢? 对光试验:用聚光器照射瞳孔,可以看到血流信号升高,证实为胚胎型 PCA(C 图)。

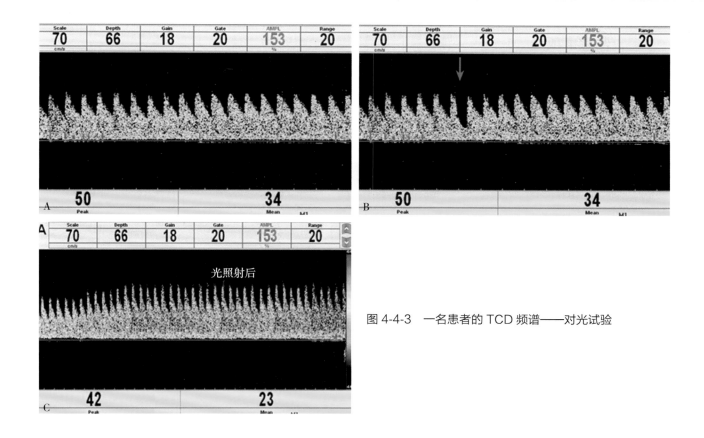

图 4-4-3　一名患者的 TCD 频谱——对光试验

第五节　颞浅动脉震颤压迫试验

一、颞浅动脉震颤压迫试验的意义

颞浅动脉是 ECA 的分支,通过对颞浅动脉震颤压迫时,血管内血流的传导作用,可以鉴别 ECA 和 ICA。

二、颞浅动脉震颤压迫试验的操作手法

见图 4-5-1,A 图为手法示意图,在颞部触及搏动的颞浅动脉,用食指、中指的指尖连续震颤压迫颞浅动脉;B 图为 ECA 出现明显而深大的锯齿样波动波;C 图为 ICA 不出现波动波,或仅出现很浅的传导波形。

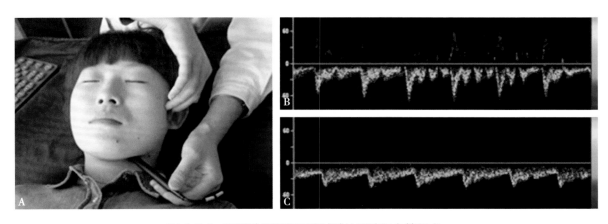

图 4-5-1　颞浅动脉震颤压迫试验的手法和血管反应

三、注意事项

动作轻柔,连续震颤压迫。

典型病例,王某,男性,69 岁,因右侧肢体活动不灵就诊。如图 4-5-2 所示,应用 TCD 在甲状软骨与左侧下颌角水平探及血流信号(A 图),那么这是 ICA 还是 ECA 呢? 震颤压迫同侧颞浅动脉,出现与震颤节律一致的深大的锯齿样波(B 图),证实为 ECA。

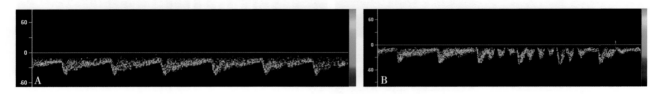

图 4-5-2　一位患者的颞浅动脉震颤试验

第六节　肱动脉挤压试验

一、肱动脉挤压试验的意义

确认 SubA。

正常的 SubA 频谱是典型的三相波,很容易辨认。但当出现狭窄时,狭窄段的频谱血流速度会增快,且舒张期也会同时增高,SubA 失去了三相波的典型表现,容易与周围的其他血管相混淆。

二、肱动脉挤压试验的操作手法(图 4-6-1)

肱动脉挤压试验有两种操作方法:

1. 震颤挤压同侧的肱动脉　图 4-6-2A 为 SubA,震颤时出现与震颤节律一致的振动波;图 4-6-2B 为 ICA,挤压后无变化;

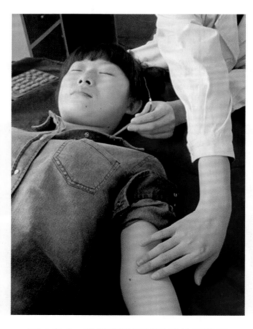

图 4-6-1　肱动脉挤压试验的挤压位置

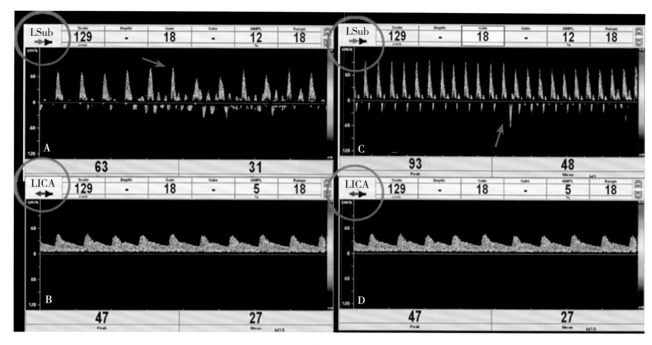

图 4-6-2　肱动脉挤压试验的方法

2. 同侧手臂握拳　图 4-6-2C 为 SubA,同侧手臂握拳时收缩期血流速度降低,舒张早期反向血流速度更深;图 4-6-1D 为 ICA,握拳时无变化。

参考文献

1. Andrei V,Michael A,Lawrence KS,et al. Practice Standards for Transcranial Doppler Ultrasound:Part Ⅰ —Test Performance[J]. Journal of NeuroImaging,2007,17(1):11-18.
2. 华扬,高山,吴钢,等 . 经颅多普勒超声操作规范及诊断标准指南[J]. 中华医学超声杂志,2008,5(2):197-222.
3. Felten DL,Jozefowicz RF. Netter's Atlas of Human Neuroscience [M]. New York:Elsevier Science Health Science div,2003.
4. 高山,黄家星 . 经颅多普勒(TCD)的诊断技术与临床应用[M]. 北京:中国协和医科大学出版社,2004.
5. 华扬 . 实用颈动脉与颅脑血管超声诊断学[M]. 北京:科学出版社,2002.
6. 胡汉华,许弘毅 . 神经超音波[M]. 台湾:台湾脑中风病友协会出版社,2008.
7. Rorick MB,Nichols FT,Adams RJ.Transcranial Doppler correlation with angiography in detection of intracranial stenosis[J]. Stroke,1994,25:1931-1934.
8. 任卫东,唐力 . 血管超声诊断基础与临床[M]. 北京:人民军医出版社,2005.
9. 徐恩多 . 局部解剖学[M]. 北京:人民卫生出版社,1996.
10. 华扬,郑宇 . 脑血管超声与卒中防治[M]. 北京:人民卫生出版社,2006:79-139.

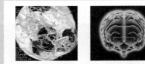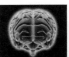

第五章

TCD 规范化操作

TCD 作为一种常规检查手段在临床上的应用越来越广泛,但各个医院的检查程序、诊断标准、报告模式不统一。因此,国际 TCD 专家小组结合基础理论及临床实践,2007 年发表了 TCD 规范化操作流程以及操作方法。

主要分为三部分内容:①完整的 TCD 检查包括什么? TCD 检查具体步骤有哪些? ②如何获得满意的 TCD 频谱? ③M 模和 PMD 技术介绍(此部分放在 TCD 原理及各参数意义中讲解)。

第一节　TCD 检查声窗和检测血管

一、声窗

包括颞窗、眼窗、枕窗、颌下窗(图 5-1-1)通常选用 2MHz 或 1.6MHz 探头,完整的 TCD 检查包括前循环和后循环血管。

(一)颞窗

1. 位置　如图 5-1-2 所示,颞窗位于颧弓上方眼眶外缘与耳翼之间的区域。通常将探头置于颞部颧弓上方,紧贴耳屏,在耳屏前上方(A 图,位置①),此为最佳检查部位,为第一声窗或称中颞窗。后颞窗位

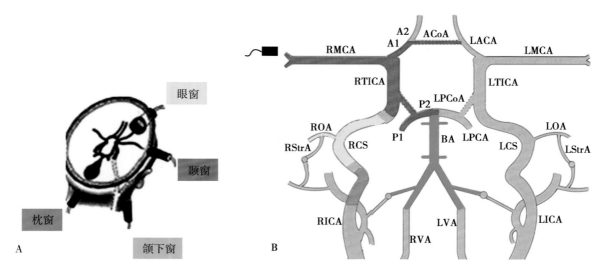

图 5-1-1　超声检测声窗和检测的血管

A.四个声窗,分别为颞窗、眼窗、枕窗和颌下窗;B.在不同声窗能检测到的血管,颜色与声窗一致

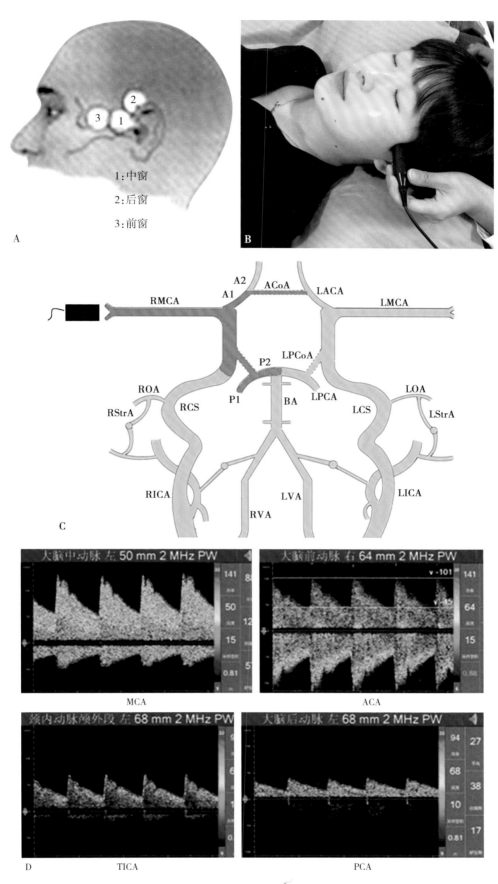

1：中窗

2：后窗

3：前窗

A

B

C

MCA

ACA

D　　　　TICA

PCA

图 5-1-2　颞窗的位置、探测的血管及频谱

于第一声窗后上方（A 图，位置②），第一声窗前方为前颞窗（A 图，位置③）。通常采用中颞窗检查，如果此处探测不到血管，再在后颞窗或前颞窗寻找。

2. 检测血管　如图 5-1-2 所示，颞窗通常是用来探查 MCA、ACA、PCA、TICA 的血流信号，也包括 ACoA 和 PCoA（C 图）。MCA 朝向探头，ACA 背离探头，TICA 朝向探头，PCA 包括朝向探头的 P1 段或 P2 段（D 图），以及背离探头的 P2 段。

3. 颞窗检查步骤（图 5-1-3）

（1）设置检查深度为 50mm（50mm 左右的深度是 MCA M1 段中点）。探头放置在颞骨弓上方对准对侧耳廓或声窗，然后稍稍向上、向前调整角度。寻找直接朝向探头的血流信号，很可能就是 MCA。正常的 MCA 波形为低阻力频谱，与 ICA 血流模式相似。降低深度，连续观察至 M1 段远端。通常需要稍微调整一下探头的角度。在 30~40mm 处记录远端 MCA 最高血流速度信号。如果发现双向信号，需记录每个方向的血流。

（2）探查 ACA A1 段远端全长，通常到 70~75mm 深度。

（3）沿着远端 A1 段 ACA 信号探查至中线位置（75~80mm）。

（4）返回到 60~65mm ICA 分叉处。

（5）设定深度为 62mm 并且缓慢将探头向后转动 10°~30° 寻找 PCA。通常 ICA 分叉处与 PCA 之间有一段无信号区。在 55~75mm 范围可找到朝向探头（P1/ 近端 P2）及背离探头（远端 P2）的 PCA 信号。

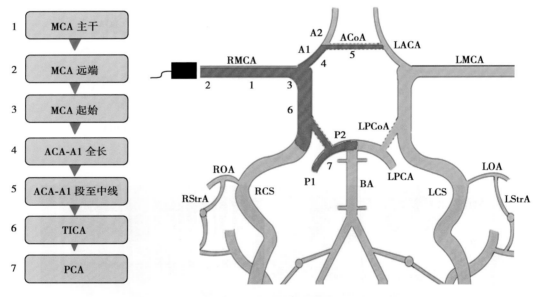

图 5-1-3　颞窗检查步骤

1. 50mm MCA 主干；2. 减小深度到 30mm MCA M1 远端 ~M2 近端分支；3. 加深至 60~65mm MCA 起始部；4. 继续加深至 70~75mm ACA；5. 加深至 75~80mm ACoA；6. 减小至 60~65mm TICA；7. 向后转 62mm PCA 朝向探头（P1/ 近端 P2）及背离探头（远端 P2）的信号

（二）眼窗

1. 位置　嘱患者闭眼，探头置于眼睑上，偏向内侧（图 5-1-4A）。

2. 检测血管　如图 5-1-4B 所示，眼窗用于检查眼动脉（OA）和 CS。当颞窗穿透不良时，可通过眼窗探测到对侧 ACA、MCA、PCA。

3. 眼窗检测步骤（图 5-1-5）

（1）功率减至最小（17mW）或 10%。

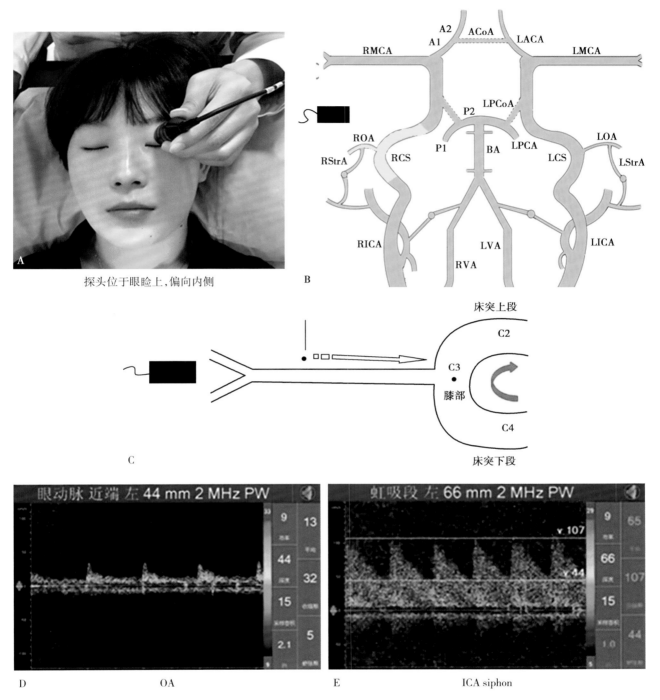

图 5-1-4　眼窗的位置、探测的血管及频谱

A. 通过眼窗检查；B. 通过眼窗可探测 OA 和 CS；C. CS 分为床突下段、膝部及床突上段；D. OA 频谱，颅外化改变；E. CS 的频谱，包括朝向探头的床突下段血流和背离探头的床突上段血流

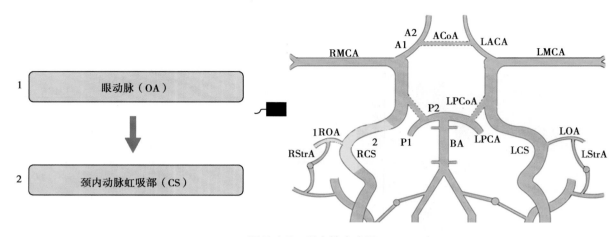

图 5-1-5   眼窗检查步骤

1. 50mm（40~50mm）OA；2. 60~62mm ICA-siphon，记录双向或最高血流速度信号

（2）设定检查深度为 50mm，把探头放置在眼睑上方稍稍向内成角。记录 OA 信号（深度范围 40~50mm）。

（3）增加深度至 50~55mm 寻找 ICA 虹吸部血流信号。在 60~62mm 记录双向信号或最高血流速度信号（C3 或虹吸部）。眼窗信号强时 C2~C4 段可能分别显示。

4. 眼窗检查的注意事项

（1）避免太深和探头向上，否则眼窗信号强时会检测到 ACA 和其他颅内血管。

（2）如果只得到单方向的血流信号，记录朝向探头（C4 或床突下段）或远离探头（C2 或床突上段）的血流信号。

（3）没有颞窗的患者，可以通过眼窗来获取颅内动脉的信号。

（4）需注意，尽管能探查到 ACA 及 ICA 的分支，但是血管识别有一定困难，也需要做颈动脉敲击或压迫试验。

（5）通过眼窗检测颅内动脉常被用来获取异常的颅内动脉高速血流信号，但不能准确区分是狭窄还是侧支代偿。

（三）枕窗和枕旁窗

1. 位置   如图 5-1-6A 所示，患者侧卧，枕窗位于颈后部正中，距离颅骨边缘 2.54cm（约两横指）处，探头对准鼻梁。枕旁窗位于颈后部正中侧方大约 2.54mm 处，探头对准鼻梁或轻轻偏向对侧眼睛。

2. 检测血管   是通过枕骨大孔来观察椎动脉（VA）和基底动脉（BA）（图 5-1-6C）。

3. 枕窗检查步骤（图 5-1-7）

（1）功率调回至最大。将探头放置在颈后部正中距颅骨边缘大约 2.54cm 处，并对准鼻梁。设定深度为 75mm（即双侧 VA 末段和 BA 近段的位置）。在 80mm 左右深度记录近端 BA 血流信号。沿着 BA 探查至 90mm 深度（BA 中段）。在颈后轻轻地推动探头尾部便可探查到 BA 中段和远段。朝向探头的低阻力血流来自小脑动脉。

（2）沿着远端 BA 探查至 100~105mm 深度。

（3）沿着 BA 主干返回，检查深度降低至 80mm 并再次确定之前的检查所见。

（4）将探头放置在距颈后部正中侧方大约 2.54cm 的地方并对准鼻梁部。自深度 75mm 处末段 VA 主干探查 VA 颅内段至 40mm 处。记录 60mm 处的 VA 血流信号，或 VA 血流速度最高处的频谱。

（5）将探头放置在距颈后部中线大约 2.54cm 的一侧，探查另一侧 VA。重复上述检查步骤，从 80mm 至 40mm 检测对侧 VA。记录 60mm 处的 VA 血流信号，或 VA 血流速度最高处的频谱。

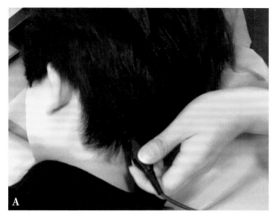

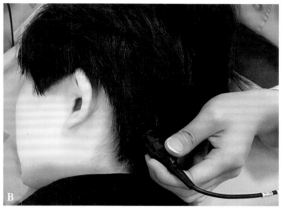

颈后部正中距离颅骨边缘 2.54cm 处,并对准鼻梁

颈后部正中侧方大约 2.54cm 处,对准鼻梁或轻轻偏向对侧眼睛方向

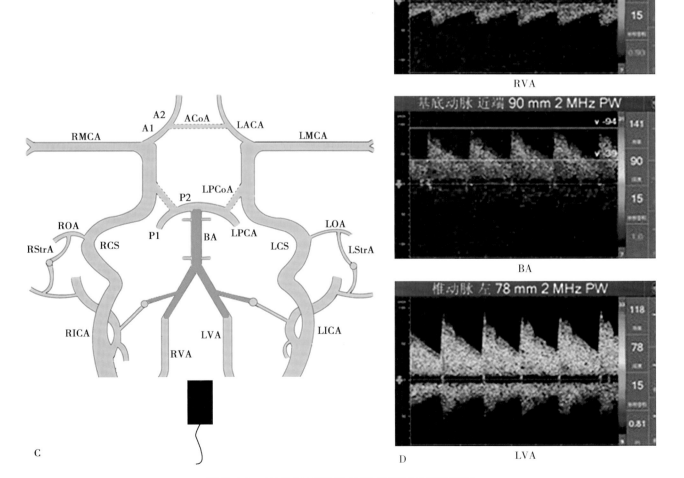

图 5-1-6　枕窗及枕旁窗的位置、探测的血管及频谱

A.通过枕窗检查;B.通过枕旁窗检查;C.通过枕窗及枕旁窗可探测双侧 VA 及 BA;D. VA 及 BA 的血流均为背离探头

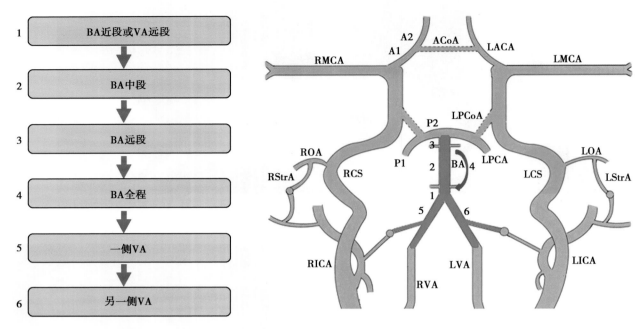

图 5-1-7　枕窗探测步骤

1. 80mm 深度 BA 近段；2. 90mm BA 中段，小脑动脉；3. 100~105mm BA 远段；4. 从 105mm 降至 80mm BA 全程再探测一遍；
5. 60mm（75~40mm）一侧 VA；6. 60mm（80~40mm）另外一侧 VA

（四）颌下窗

1. 位置　如图 5-1-8 所示，患者仰卧位，头部居中，颌下窗位于下颌侧下方，胸锁乳突肌前正中部，探头向上并略偏向中线。

2. 检测血管　蛛网膜下腔出血的患者，通常会使用颌下窗测量 ICA 远端入颅前（40~60mm）的血流速度，计算 V_{MCA}/V_{ICA} 比值或 Lindegaard 指数（图 5-1-8D）。但 ICA 血流速度稍有降低，便会高估血管痉挛程度。

3. 检测步骤（图 5-1-9）

（1）将探头放在下颌侧下方、胸锁乳突肌前中部。探头向上并略偏向中线。设定深度为 50mm。寻找背离探头方向的低阻力血流信号。

（2）深度从 50mm 增加至 60mm 再降低至 40mm。在显示最高血流速度信号的深度记录远端 ICA 信号。

（五）额窗

如图 5-1-10 所示，额骨声窗是一个潜在声窗，可以用来检测 ACA 的 A1/A2，在怀疑 ACA 血管狭窄、血管炎、血管痉挛时可用。但额骨透声率低，而且尚未与 DSA 做对比验证。

二、完整的 TCD 检查应测量的血管

无论是脑缺血还是存在卒中风险，以及在神经重症监护病房或有痴呆等慢性病的患者，在进行 TCD 检查时，均应包括双侧的血管（图 5-1-11）：MCA-M2 段（深度 30~40mm），MCA-M1 段（40~65mm），ACA-A1 段（60~75mm），TICA（60~70mm），PCA-P1~P2 段（55~75mm），ACoA（70~80mm），PCoA（58~65mm），OA（40~50mm），CS（55~65mm），VA（40~75mm），BA- 近段（75~80mm）、BA- 中段（80~90mm）、BA- 远段（90~110mm）。

蛛网膜下腔出血的患者，还应使用颌下窗测量 ICA 远端入颅前（40~60mm）的血流速度，计算 V_{MCA}/V_{ICA} 比值或 Lindegaard 指数。

三、TCD 检查过程中，操作者应该做到什么

1. 检查 Willis 环中每一主要分支的血流情况（图 5-1-12）。

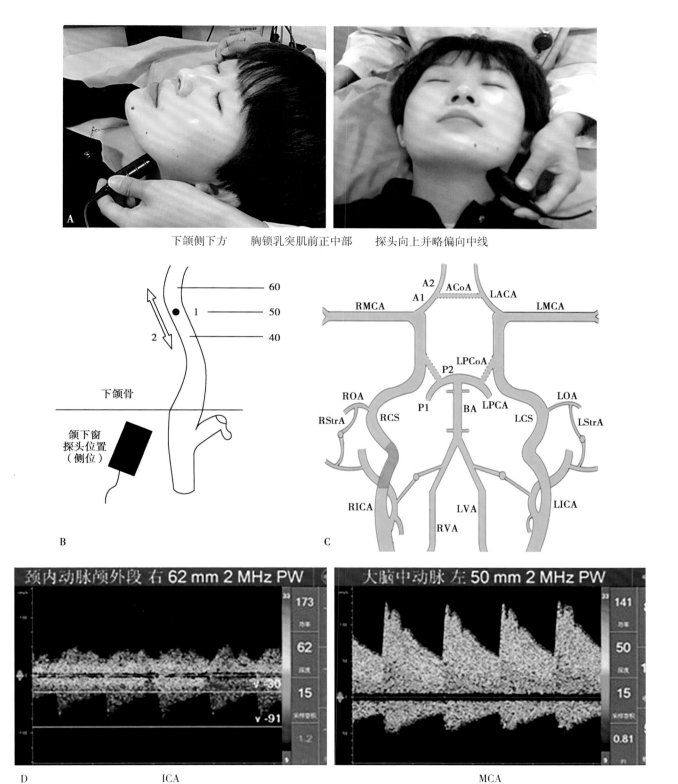

图 5-1-8　颌下窗的位置、探测的血管及频谱

A. 颌下窗位于下颌侧下方, 胸锁乳突肌前正中部, 探头向上并略偏向中线; B. 探头与 ICA 的相对位置, 使用 2MHz 或 1.6MHz 探头, 深度为 40~60mm; C. 蓝色部位为探测 ICA 的位置; D. ICA 为背离探头的频谱, MCA 为朝向探头的频谱, 之后计算 V_{MCA}/ V_{ICA} 比值或 Lindegaard 指数

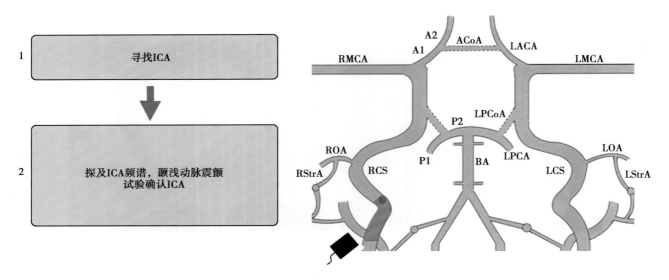

图 5-1-9　颌下窗探测步骤

1. 50mm 深度,寻找 ICA;2. 从 50mm 加深到 60mm,再降回 40mm

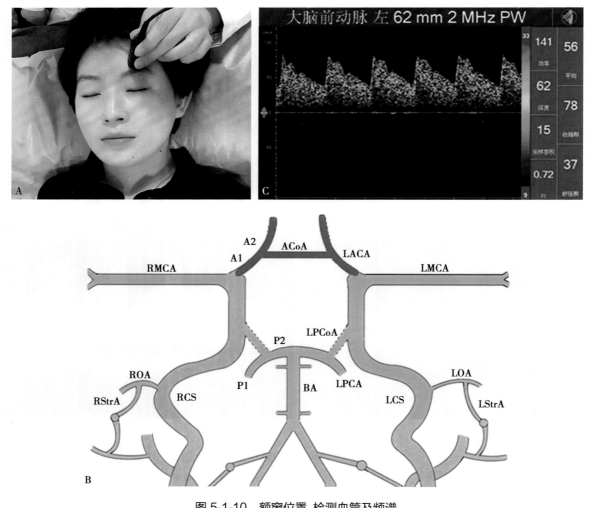

图 5-1-10　额窗位置、检测血管及频谱

A. 额窗;B. 可探测 ACA 的 A1/A2;C. 同侧 ACA 频谱

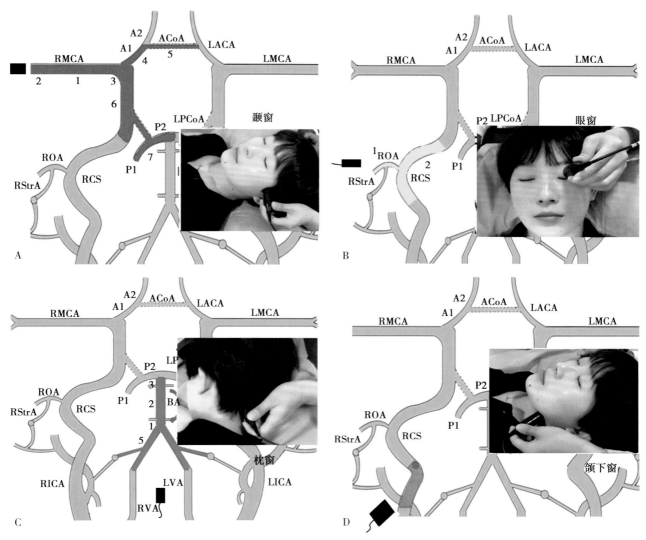

图 5-1-11 完整的 TCD 检查

从颞窗探测 MCA 全程、ACA、TICA 和 PCA;从眼窗探测 OA 和 CS;从枕窗探测 BA 全程和双侧 VA;如果怀疑血管痉挛时,会加用颌下窗,检测 ICA

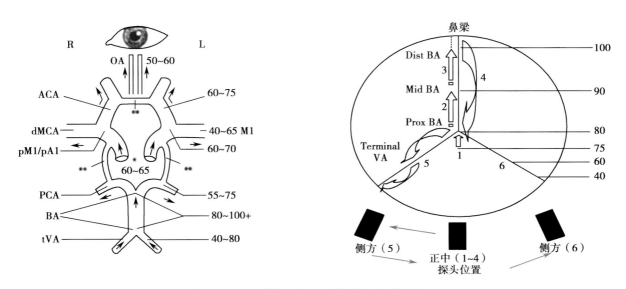

图 5-1-12 常规 TCD 检测的所有血管及深度

2. 识别、优化每条动脉频谱，并记录至少 2 个关键点的波形；存储 MCA 近、中及远段波形，VA 深度为 40~50mm 和 60~70mm 处波形，BA 近、中及远段波形，并要标出它们的深度范围和血流速度变化。

3. 识别、优化和记录所有异常的波形或信号。

4. 测量每一个关键点的最高流速。

5. 需要注意的是颈动脉及椎动脉的敲击或压迫试验，可以用来鉴别颅内血管，但使用时需格外小心。由于颈动脉压迫试验可能导致卒中，所以在美国不列为常规，除非有直接的血管影像可以排除 CCA 的动脉粥样硬化性病变。

四、初学者练习 TCD 时的注意事项

1. 经颞窗检查开始时探头应避免太向前或太向后或过于垂直的成角。

2. 不要盲目记录首次获得的血流信号。要尽可能寻找最高速度的血流信号，尽管其强度不一定是最强的。

3. 发现最高速度的血流信号时，应尽量避免由于检测深度的改变而丢失信号；如果可能，在同一声窗上沿着受检动脉（"随着血流走"）轻轻的变换探头角度进行探查。要牢记成年人 Willis 环中动脉的正常深度范围和血流方向。

4. 在同一声窗检查完所有血管节段前不要将探头移开。

5. 如果患者躁动或检查被迫中断时，要记住探头的位置及角度，以便恢复检查时能迅速找到血流信号。

6. 如果某侧的颞窗透声差、缺失或不可用时，可通过对侧颞窗探查该侧的 MCA/ACA 信号(图 5-1-13)。没有图像引导时，穿越中线的检查难度很大。可以通过测量患者的头颅直径来判断中线的深度。

7. 信号的增益不要调得过高(如果血流频谱容易探查到，应调整背景噪声信号到最小或无)。

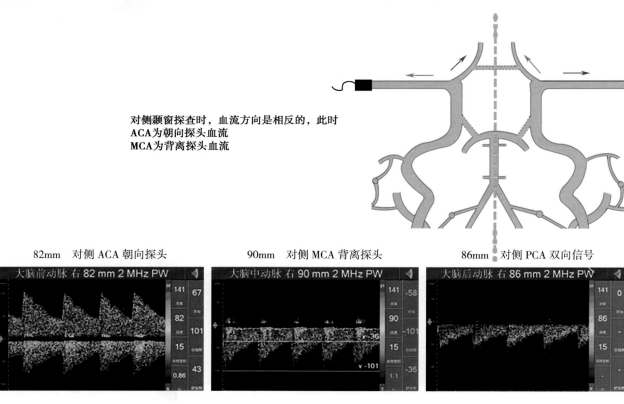

对侧颞窗探查时，血流方向是相反的，此时
ACA 为朝向探头血流
MCA 为背离探头血流

82mm 对侧 ACA 朝向探头　　　90mm 对侧 MCA 背离探头　　　86mm 对侧 PCA 双向信号

图 5-1-13　通过对侧颞窗探查血管情况

假设患者右侧颞窗穿透不良，从左侧颞窗，加深深度到 80mm 深度以上，可探测到朝向探头的 RACA，背离探头的 RMCA，探头向后转，还可以探测到双向的 RPCA

8. 如果信号弱,可增加取样容积,降低屏幕扫描速度,加大增益获得"增强"的信号并使用人工测量。

9. 要常规进行完整的 TCD 检查,记录所有主要动脉的血流速度、搏动指数及血流方向,并且需重复检测信号缺失的动脉段。TCD 检测时没有探查到血流信号,并不一定代表受检动脉闭塞。

10. 血管的识别取决于操作者的技术水平。可以通过研究正常人或患者的脑血管造影获取经验。

11. 坚持使用标准的 TCD 检查程序。记录有助于诊断的信息。

第二节　如何获得满意的频谱

一、如何尽快探测到血流频谱

为了缩短使用 TCD 寻找声窗和判定各个血管节段的时间,经颞窗及枕窗检查开始时可将功率调至最大并采用较大的取样容积。这样做可以缩短寻找时间,尤其是老年患者,缩短整个检查所需的时间,降低患者总体接受的超声曝光量。但如果使用眼窗或囟门,需要选用低输出功率 <10%。

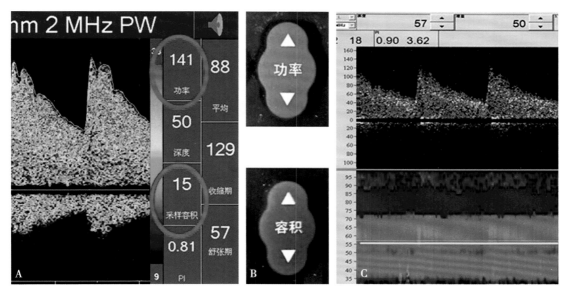

图 5-2-1　快速获得频谱的方法

A. 增加功率(power):调至最大输出功率 100%(不同厂家输出功率最大值不同),但不要超过 720mW;B. 取样容积(SV):采用较大取样容积 12~16mm;C. 参考 M 模以尽快找到血管

二、如何获得"好"的频谱

好的频谱应该无倒挂且背景噪声最小。可通过调节屏幕扫描速度、基线、增益、包络线及速度标尺来实现。

(一)屏幕扫描速度

如图 5-2-2 所示,常规 TCD 使用 3~5 秒的快速屏幕扫描以显示波形及频谱的细节(A 图)。特殊情况下可延长扫描速度,以使血流变化的趋势显示更明显。如:识别 PCA,需要做对光试验时,为了使对光前、后血流变化更易于识别,则延长扫描速度(B 图)。

(二)基线

如图 5-2-3 所示,通常基线放置在屏幕的中间以便显示双侧信号(A 图),但是当只有基线一侧有频谱,可以调节基线以避免频谱的收缩峰翻转至基线下方产生重叠(倒挂现象,B 图)。如果出现倒挂现象,应调

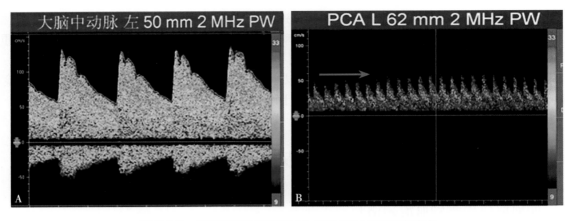

图 5-2-2　常规应用的扫描速度与特殊情况下的扫描速度

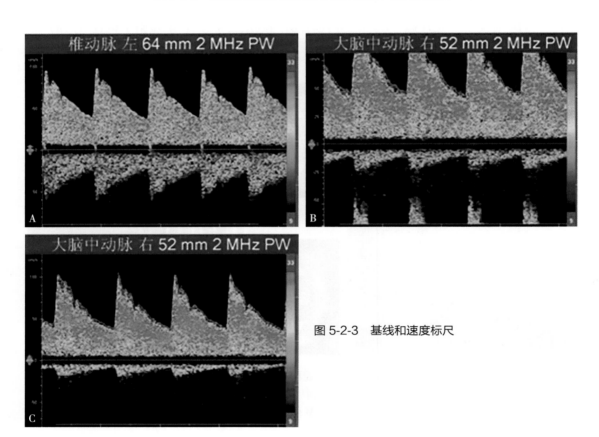

图 5-2-3　基线和速度标尺

整基线,并升高速度标尺(C 图)。

（三）增益

如图 5-2-4 所示,增益的调节应使频谱清晰显示的同时背景噪声保持在最小(背景干净、频谱清晰,A图)。如果增益过低,信号弱得血流显示不清晰,会漏掉高流速的血流信号(图 5-2-4B、C)。

（四）包络线

如图 5-2-5 所示,使用血流速度自动计算功能时需确定包络线与波形相吻合,如果探查到的信号弱或认为包络线不准确时则可以使用人工测量。

（五）速度标尺

如图 5-2-6 所示,如果血流速度高,可能出现倒挂现象,就需要增加纵坐标血流速度标尺。血流速度、取样容积和最大刻度相互制约,当最大刻度无法进一步增大时,可减小取样容积、减小深度,以使最大刻度

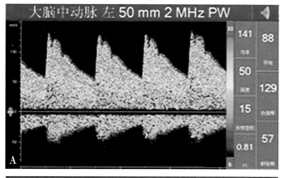
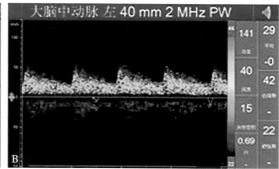
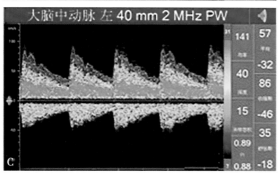

图 5-2-4　适度的增益
A. 增益适度；B. 增益过低，峰值流速显示为 42cm/s；
C. 与 B 是同一幅血流，调高增益后，信号弱的血流
频谱显示出来，峰值流速为 86cm/s

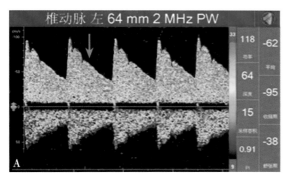
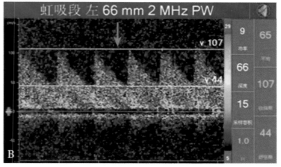

图 5-2-5　包络线
A. 包络线与波形吻合好，自动测量速度及 PI 值准确，红箭头为白色纤细的包络线；B. 信号弱，自动包络和测量不准确，需要手动测量流速和 PI 值，红箭头为手动测量线

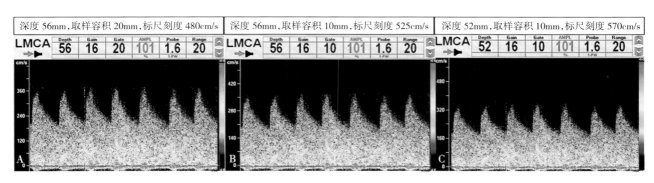

图 5-2-6　如何调高刻度标尺
A. 当深度 56mm，取样容积 20mm 时，最大刻度标尺为 480cm/s；B. 深度不变，减小取样容积到 10mm，最大刻度标尺可增加为 525cm/s；C. 此时取样容积不变，减小深度至 52mm 时，最大刻度标尺可增加为 570cm/s

标尺能够调高。

因此,对于信号强度弱的高速血流信号,超声操作者可通过增加功率,选取较大的取样容积,加大增益,适当延长屏幕扫描速度,来显示更高的多普勒频移。并通过调整基线、调高速度标尺,以获得更满意的频谱。

第三节 完整的 TCD 报告及正常人参考值

一、完整 TCD 报告

包括:

1. 检查日期和时间;
2. 患者姓名、性别、年龄及病案号;
3. 临床信息如主要症状;
4. 检查过程的描述;
5. 数据获取过程的描述;
6. 记录操作失败的原因,如缺少颞窗等;
7. 超声检测数据分析;
8. 条件允许时,需与既往检查结果相比较;
9. 检查结果的临床意义。

二、正常人参考值

见表 5-3-1、表 5-3-2。

表 5-3-1 超声波入射角为 0 度时血管正常深度、方向和 Vm

血管	深度(mm)	方向	儿童 *(cm/s)	成人 (cm/s)
M1 MCA	30~40	双向	<170	30~80
M1 MCA	40~65	正向	<170	30~80
A1 ACA**	60~75	反向	<150	30~80
A1-A2 ACA	45~70	正向	N/A	20~80
CS	58~65	双向	<130	20~70
OA	40~50	正向	不确定	不确定
PCA	55~75	双向	<100	20~60
BA	80~105	反向	<100	20~60
VA	40~75	反向	<80	20~50

注:* 为镰状细胞贫血患儿的数据;** 部分患儿经额骨透声窗可以检测到大脑前动脉 A2 段

表 5-3-2 不同头颅直径时脑血管检查深度和范围

头颅直径	MCA 近段	MCA 远段	TICA	ACA	PCA
12cm	30~54	30~36	50~54	50~58	40~60
13cm	30~58	30~36	52~58	52~62	42~66
14cm	34~62	34~40	56~64	56~68	46~70

深度范围适用于经同侧颞窗检测时

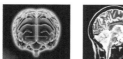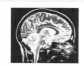

第六章
大脑中动脉狭窄及闭塞的 TCD 诊断

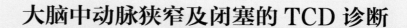

第一节　TCD 诊断动脉狭窄的指标

正常情况下血细胞在血管内沿着与管轴平行的方向做平滑的直线运动,称为层流。血管中轴血细胞的流速较快,称为轴流,越靠近血管壁血流速度越慢,称为边流。在当血管出现严重狭窄时,层流被破坏,呈现紊流。局部狭窄处,为射流区,此处只有少量红细胞能以高流速通过狭窄区域;然后为湍流区,血细胞互相掺杂、旋转,形成涡流及湍流;之后为层流重建区。

如图 6-1-1 所示,正常血流,大量血细胞位于轴流区,频谱频带较窄。如果血流量增大,则频谱可表现为频带增宽,如动静脉畸形的供血动脉表现为流速增快、频带增宽的洪大血流信号。诊断血管狭窄的频谱改变,分为直接指征和间接指征。

一、动脉狭窄的直接指征

直接指征是指狭窄处血流特征,包括:

（一）血流速度增快

（二）血流紊乱

包括低频信号增强、涡流、湍流。

1. 涡流　如图 6-1-1C 所示,涡流出现在收缩期,有时可延长至舒张早期;通常在基线两侧对称出现;并可听到低调粗糙的、类似靴子踩过雪地的杂音(嚓、嚓、嚓)。

2. 湍流　如图 6-1-1D 所示,湍流出现在收缩期;只在与血流方向一致的基线一侧,常与分布于基线两侧的涡流同时存在;伴更高频率的杂音。

3. 血管壁震动,血管杂音产生。

（三）乐性杂音（图 6-1-2）

1. 鸥鸣音的紊乱血流频谱

(1) 短弧线,鸥鸣音。

(2) 多数情况下仅出现在收缩期,也可在舒张期出现。

(3) 分布于基线两侧,常以一侧为主;弧线可以有不同频率的数条(A 图),或只有基线上、下各一条(B 图、C 图)。

(4) 通常接近基线的短弧线(B 图),频率低,音调低,提示血管狭窄程度相对轻;远离基线的短弧线(C 图),频率高,音调高,提示血管狭窄程度相对重。

2. 机械样杂音(D 图)

(1) 多层高强度线条样信号。

(2) 出现在整个心动周期。

(3) 分布于基线两侧,常以一侧为主。

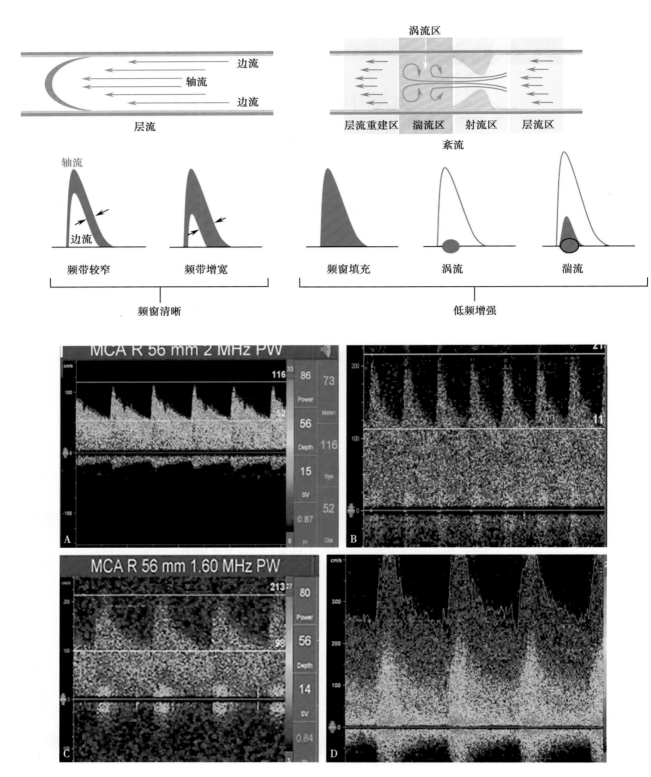

图 6-1-1 血流紊乱频谱

A. 正常频谱;B. 频窗填充;C. 涡流;D. 湍流

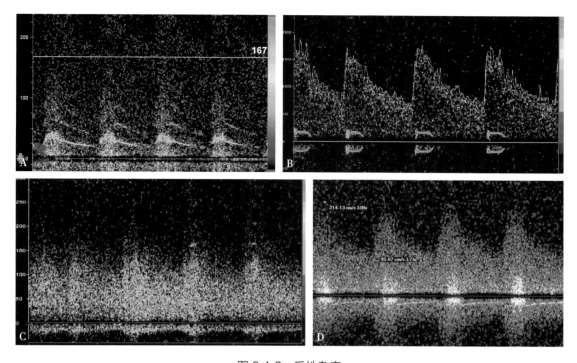

图 6-1-2　乐性杂音

A. 多条短弧线；B. 低调低频率短弧线；C. 高调高频率短弧线；D. 机器样杂音

二、动脉狭窄的间接指征

当血管狭窄程度 >70% 时，会出现以下将要介绍的间接指标。日常工作中，我们通常是先发现血管狭窄的间接指征，然后顺着这些信息，去寻找直接指征。

（一）狭窄近段低流速高阻力改变（图 6-1-3A）

狭窄近心段血流速度相对减慢，PI 增高，称为低流速高阻力改变。以下是依靠这个间接指征诊断的病例。

病例一：患者，男性，69 岁。因"头晕"就诊。如图 6-1-4 所示，CDU 可见双侧 VA 椎间隙段呈低流速

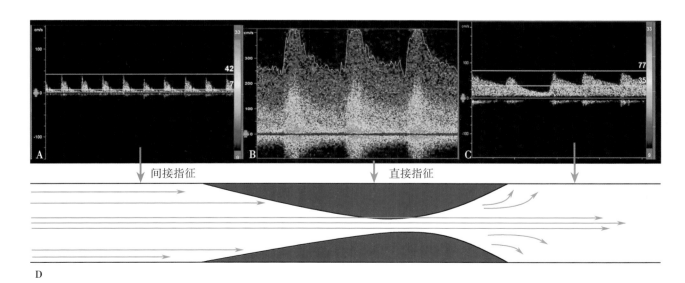

图 6-1-3　诊断血管狭窄的间接指标

A. 狭窄前低流速高阻力；B. 狭窄的直接指征——涡流和湍流；C. 狭窄后低流速低搏动

高阻力血流信号改变。TCD 可见双侧 VA 及 BA 起始处呈低流速高阻力血流频谱改变,中远段血流信号探测不清。根据 TCD 和 CDU 的检查结果,虽然未探及 BA 中远段的高流速紊乱频谱,但根据间接指征 - 低流速高阻力频谱改变,仍诊断为:BA 中远段存在重度狭窄或闭塞可能性大。患者进一步做 MRA 检查后证实 BA 中段显影中断,提示存在重度狭窄(E 图,白色箭头)。如图 6-1-5 所示,行球囊扩张术后,局部狭

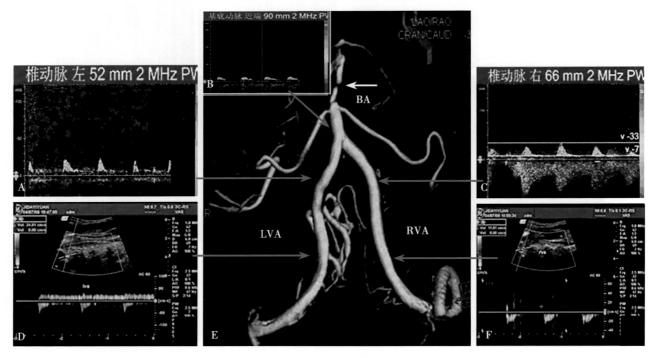

图 6-1-4　病例一的 TCD、颈动脉超声及 MRA 图像

A. LVA 呈单峰血流信号,收缩期血流速度减慢,舒张期血流消失;B. BA 近端与 LVA 频谱相近,也呈单峰血流信号改变;C. RVA 呈低流速高阻力血流改变,Vs 减慢,PI 增高;D. 颈动脉超声检查可见:基线下方的 LVA 呈低流速高阻力血流改变;E. MRA 上白色箭头所指为 BA 重度狭窄;F. RVA 呈低流速高阻力血流改变

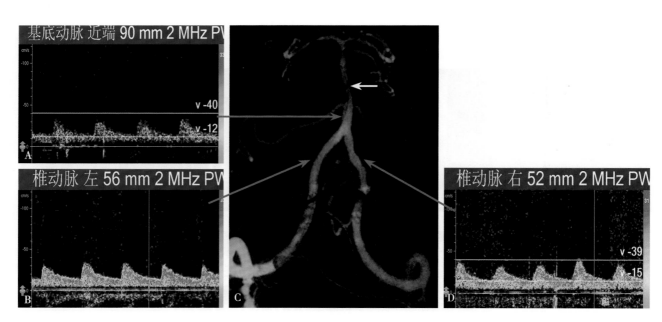

图 6-1-5　病例一在球囊扩张术术后 TCD 频谱

A. BA 血流速度频谱恢复正常;B. LVA 血流速度及频谱形态恢复正常;C. 球囊扩张术后 MRA 上白色箭头所指为球囊扩张后狭窄显著减轻;D. RVA 血流速度及频谱形态正常

窄程度减轻,TCD 示双侧 VA 及 BA 流速及频谱形态均恢复正常。

（二）狭窄远段低流速低搏动改变

狭窄远心段血流速度相对减慢,PI 减低,称为低流速低搏动改变。还有一个诊断动脉狭窄的重要指征,为达峰时间延长(图 6-1-6),达峰时间是指频谱收缩期起始至最高峰的时间,血管狭窄远段血流可呈现出

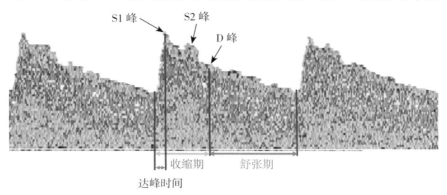

图 6-1-6　达峰时间

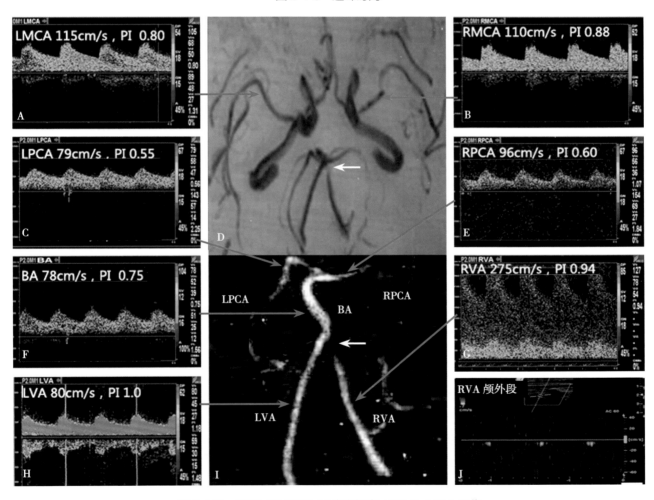

图 6-1-7　病例二的 TCD、颈动脉超声、MRI 及 MRA 图像

A. LMCA 血流速度及频谱形态正常;B. RMCA 血流速度及频谱形态正常;C. LPCA 血流速度正常,但 PI 减低,峰形圆钝,达峰时间延迟;D. 头 MRA 白色箭头为 RVA 局部显影中断,提示重度狭窄;E. RPCA 血流速度正常,但 PI 减低,峰形圆钝,达峰时间延迟;F. BA 血流速度正常,但 PI 减低,峰形圆钝,达峰时间延迟;G. RVA 血流速度异常增快,可见涡流、湍流、声频粗糙;H. LVA 血流速度及频谱形态正常;I. 头 MRA,白色箭头为 RVA 将汇合成 BA 处显影中断,提示重度狭窄;J. 颈动脉超声可见 RVA 椎间隙段单峰血流信号,提示颅内段存在重度狭窄或闭塞

达峰时间延迟改变。以下是病例二。

病例二：患者，男性，52 岁，因头晕、恶心、呕吐来院就诊。如图 6-1-7 所示，TCD 检查：双侧 PCA（C 图、E 图）及 BA（F 图）血流速度正常，但峰形圆钝，达峰时间延长，PI 减低，提示为狭窄后血流频谱改变。LVA 流速及频谱形态正常，RVA 将汇合成 BA 处（G 图）血流速度异常增快，Vs 约 275cm/s，可见涡流、湍流、声频粗糙。CDU 示 RVA 椎间隙段呈单峰血流信号改变，提示 RVA 颅内段存在重度狭窄（J 图）。头 MRI 示右侧小脑梗死灶，头 MRA 证实 RVA 将汇合成 BA 处血流信号中断，存在重度狭窄（D 图、I 图，白色箭头）。

（三）邻近血管血流速度代偿性增快（图 6-1-8）

一根血管重度狭窄或闭塞，则周围血管会通过软脑膜支代偿，从而表现为代偿性流速增快，这也是诊断重度狭窄或闭塞的间接指征之一。如图 6-1-8 所示：MCA 闭塞时，同侧 ACA、PCA 会出现代偿性流速增快。如果 PCA 出现重度狭窄或闭塞时，同侧 MCA 也会出现代偿性增快。

（四）侧支循环建立

如果 ACoA 或 PCoA 或 ECA-ICA 之间侧支循环建立，则提示 ICA 严重狭窄或闭塞，具体请参考 ICA

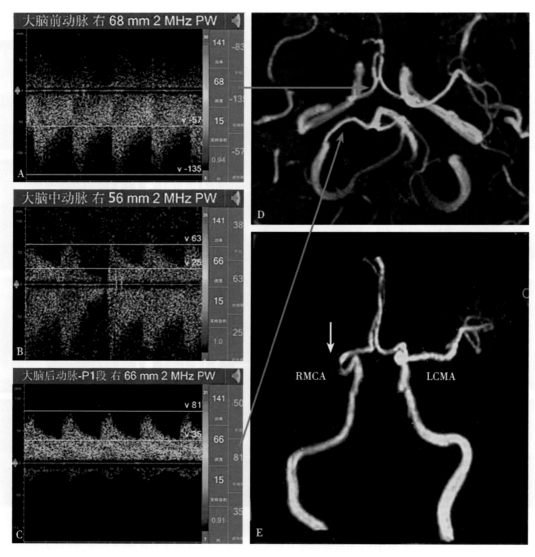

图 6-1-8　诊断狭窄的间接指征——周围血管代偿性流速增快

这是一例 RMCA 闭塞患者的头 MRA 及 TCD 频谱。A. RACA 流速增快，频谱形态正常；B. RMCA 血流速度相对减慢；C. RPCA 流速增快，频谱形态正常；D、E. 头 MRA，白色箭头应为 RMCA 所在位置，由于闭塞，故未显影

狭窄章节。

因此,判断大血管的狭窄或闭塞,既要寻找直接指征,即狭窄段的高流速紊乱频谱,又要注意间接指征,凭借狭窄前的低流速高阻力频谱,以及狭窄后的低流速低搏动频谱来推断出狭窄或闭塞处血管位置;凭借邻近动脉的流速代偿性血流增快及侧支循环建立,也可以诊断血管的重度狭窄,要做到将直接指征和间接指征密切结合。

间接指标应用时的注意事项:

1. 间接指征只在血管狭窄程度超过 70% 时出现,如果血管狭窄程度小于 70%,则不会出现间接指征。

2. 血管极重度狭窄时,血流速度不仅不表现为高流速,反而减低,此时由于探测不到典型狭窄的高流速紊乱血流的直接指征,主要依靠间接指征来诊断。

3. 由于 BA 行程长,而且有时候走行弯曲角度极大,甚至呈 C 形走行,此时由于超声探测角度与血流走行夹角过大,因此可能探及不到直接指征,主要依靠间接指征来诊断。

第二节　大脑中动脉狭窄诊断标准及狭窄程度判断标准

目前,国际上关于 MCA 狭窄的 TCD 诊断标准以及狭窄程度的判断标准都不统一,大多数研究对狭窄的判断主要是根据血流速度,而未包括脑血流的其他参数。一些研究开始包括其他的指标,比如双侧的不对称性、节段性血流速度增加、狭窄段与狭窄后段血流速度的比值等指标。

一、MCA 狭窄的 TCD 诊断标准

1. 血流速度增快:Vs>140cm/s。

2. 血流频谱紊乱(频窗消失,涡流伴杂音)。

3. 双侧 MCA 血流速度不对称 >30%。

注意事项:在诊断 MCA 狭窄时,不能单纯看流速,一定是血管血流速度增快同时伴有血流频谱的紊乱,才可以诊断 MCA 狭窄。如果是通过双侧 MCA 流速不对称来诊断狭窄,则要注意既可能血流速度快的一侧 MCA 狭窄,又可能是血流速度慢的一侧 ICA 或 MCA 存在严重狭窄或闭塞,因此,应用双侧 MCA 流速不对称来诊断 MCA 狭窄的前提条件是其他动脉是正常的。

二、MCA 狭窄程度的 TCD 判断标准

(一) MCA 主干(M1 段)狭窄

MCA 狭窄程度分类为轻度(<50%)、中度(50%~69%)和重度(70%~99%)。表 6-1-1 推荐的是 2010 年首都医科大学宣武医院以 DSA 为金标准研究的 MCA 狭窄诊断标准。

表 6-2-1　MCA 狭窄诊断标准(宣武医院,2010)

狭窄分类	PSV(Vs)	MV(Vm)	PSV₁/PSV₂
轻度(<50%)	≥140,<180	≥90,<120	——
中度(50%~69%)	≥180,<220	≥120,<140	≥2.0,<3.0
重度(70%~99%)	≥220	≥140	≥3.0

注:PSV1/PSV2 为狭窄段 Vs 与狭窄远端 Vs 比值

MCA 中度狭窄时:血流速度将出现节段性升高,但狭窄近段流速可正常或相对减低,狭窄远段流速减低不明显。狭窄段 / 狭窄远段流速比值 <3.0。可出现涡流信号,PI 无明显异常。

MCA 重度狭窄时:狭窄段流速明显升高,狭窄远段血流速度明显减低,狭窄段 / 狭窄远段流速比值 ≥3.0。可检测到湍流血流信号,频谱内部分布索条状对称性高频信号。当狭窄程度达到重度狭窄时,狭窄近段、狭窄段及狭窄远段的 PI 值出现不对称性改变,狭窄以远段 PI 值明显减低。并且除狭窄段血流速

度达到诊断标准外,相邻 ACA 与 PCA 血流速度也升高(与健侧比较),这是 ACA、PCA 脑膜支代偿征。

这些诊断标准通常是有效的,但是也有少数情况,需要个体化考虑、个体化诊断。

病例三:思考一下 MCA 狭窄程度判断标准。

患者,男性,54 岁。因"头部不适"就诊。如图 6-2-1 所示,LMCA 血流速度流速 214cm/s(A 图),LACA、LPCA、双侧 CS、双侧 VA 及 BA 流速及频谱形态正常;未探及 RMCA 及 RACA 血流信号,RPCA 流速增快,频谱形态正常(F 图)。可以明确的诊断是 RMCA 及 RACA 闭塞,那么 LMCA 流速 214cm/s,应该诊断什么程度的狭窄呢? 根据狭窄程度血流速度的判断标准,似乎应该符合中度狭窄?

如图 6-2-2 所示,该患者的头 MRA 检查结果,证实 RMCA 及 RACA 闭塞,LMCA M1 段显影略变淡,远

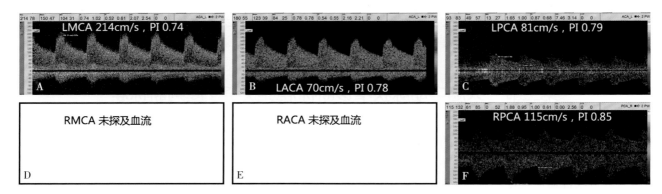

图 6-2-1　病例三患者的 TCD 频谱

A. LMCA 流速增高,Vs214cm/s,PI 值 0.74;B. LACA 血流速度及频谱形态正常;C. LPCA 血流速度及频谱形态正常;D、E. RMCA、RACA 未探及血流信号;F. RPCA 血流速度增快,频谱形态正常

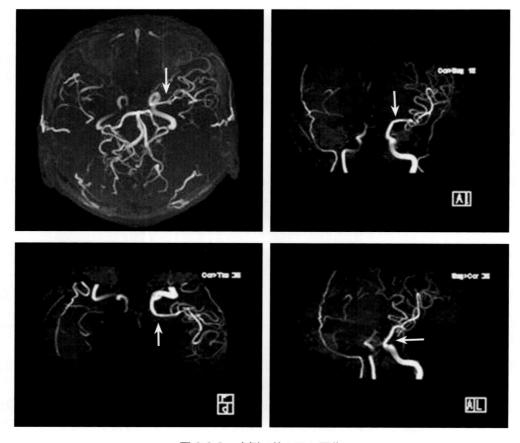

图 6-2-2　病例三的 MRA 图像

段显影良好(白色箭头)。故 LMCA 仅仅为轻度狭窄,所以这个病例如果仅仅依据血流速度来判断狭窄程度,就会出现与其他影像学不符合的结果。

从该病例应吸取什么经验?

(1) 频谱形态(涡流、湍流、上界包络是否清晰、鸥鸣音的频率与音调、PI、狭窄远段血流动力学变化)比流速更重要。初学者容易进入的误区是更注意血流速度,而忽视诊断狭窄的其他指标。这样会导致应用任何诊断标准,都有不符合的个例,会造成困惑。事实上,应该更加注意频谱形态变化的指标,如涡流、湍流,狭窄段与狭窄远段血流速度的比值等。这个病例,虽然局部血流速度明显升高,但频谱形态仅仅是频窗填充,没有明显涡流和湍流。

(2) 当邻近动脉有严重狭窄或闭塞时,诊断应该"降级"。MCA 出现严重狭窄或闭塞时,邻近动脉会通过软脑膜支代偿供血,出现血流速度增快。此病例 MCA 本身流速符合中度狭窄,但因为邻近动脉闭塞,所以降级诊断为轻度狭窄更妥当。

(3) 正确看待特异性和敏感性:任何一个标准,都有一定的特异性和敏感性。在临床工作中,针对不同的目的,选择的标准会有不同。如果为了早期预防做筛查,应选择敏感性高的诊断标准(采用诊断狭窄的血流速度值低,如 >140cm/s),以尽量保证有病变的患者会被筛查出来,但这样就不可避免地,会导致少部分正常患者被判断为有病变的患者。如果是为了筛选做介入治疗或外科治疗的重度狭窄患者,则需要选择特异性高的诊断标准(采用诊断狭窄的血流速度值高,如 >160cm/s),但这样可能就会有少部分轻度狭窄患者被漏诊。因此,临床应用中,对于初学者来说,为了使我们经 TCD 诊断的狭窄,会被进一步检查如 MRA、CTA 或 DSA 所证实,应该选择特异性高的诊断标准,这样更有利于 TCD 工作的健康发展。

(4) 如果难以确切诊断狭窄率,就下相对笼统的诊断,比如:轻 - 中度狭窄等。我们知道:判断 MCA 是否狭窄标准比较统一(Vs>140cm/s 而且有频谱的紊乱),MCA 是否重度狭窄标准也比较统一(狭窄远段有低流速低搏动改变),因此如果诊断中碰到有的病变,其中有的指标符合轻度狭窄,又有的指标符合中度狭窄,此时就可以下相对笼统的诊断,如轻 - 中度狭窄。

以下是吉林大学第一医院与头 MRA 对照,建立的单侧 MCA 狭窄的诊断标准,见表 6-2-2,供参考:

表 6-2-2　MCA 狭窄诊断标准(吉林大学第一医院,2014 年)

狭窄程度	PSV(cm/s)	MV(cm/s)	PSV different value(cm/s)	频谱形态
轻度(<50%)	≥160,<200	≥100,<120	<70	频窗填充,有涡流
中度(50%~69%)	≥200,<280	≥120,<180	≥70,<120	有涡流、湍流,但狭窄远段无低流速低搏动
重度(70%~99%)	≥280 或者无论论 Vs 是多少,如果出现频谱上界包络不清或远段低流速低搏动改变	≥180	≥120	狭窄远段低流速低搏动

PSV differential value(cm/s)= 狭窄侧 PSV− 健侧 PSV

(二) MCA M2 分支水平狭窄

MCA M2 段狭窄的诊断:M2/M1 Vm 的比率为 0.97 是被采用的最佳临界值。正常情况下,MCA 由 M1 向 M2 延伸过程中,由于血管分支逐渐增加,血管管径逐渐变细,血流速度也逐渐减慢,但如果发现 M2 段血流未逐渐下降,与 M1 段血流相近或者高于 M1 段,并且伴随频谱的改变(如频窗填充、涡流、湍流),则可以诊断为 MCA M2 段狭窄。

第三节　大脑中动脉闭塞诊断标准

一、MCA 闭塞的病理基础

高山教授根据 MCA 闭塞的速度,将 MCA 闭塞分为慢性进展性闭塞和急性闭塞。

1. 慢性进展性闭塞　MCA 粥样硬化→动脉管壁增厚→粥样硬化斑块形成管径缩小→动脉轻度狭窄→动脉中度狭窄→动脉重度狭窄→动脉亚闭塞→完全闭塞,即在动脉粥样硬化斑块基础上,经年累月狭窄不断加重最后完全闭塞。

2. 急性闭塞　由心脏栓子或颈动脉狭窄斑块脱落造成的动脉 - 动脉栓塞,造成 MCA 主干突然堵塞。

二、MCA 闭塞的 TCD 诊断

1. 急性 MCA 主干闭塞　发病急、症状重、常出现大面积脑梗死。而慢性进展性 MCA 主干闭塞时患者症状轻或者完全无症状无梗死,所以诊断通常很难。

2. 急性闭塞 TCD 诊断指标

(1) 经颞窗可以检测到 ACA 及 PCA 血流信号;

(2) 唯独没有 MCA 信号;

(3) ACA 或 PCA 血流速度代偿性增快。

3. 慢性进展性 MCA 闭塞的 TCD 诊断指标(图 6-3-1)

(1) MCA 主干血流低平,血流信号不连续:MCA 收缩期流速通常相对减慢,"相对"的概念是与健侧 MCA 比较,流速相差超过 30%。

(2) ACA 和(或)PCA 血流速度代偿性增快:正常情况下半球的血流速度是 MCA 的流速高于 ACA 及 PCA,如果出现 MCA 的流速低于同侧 ACA 和(或)PCA,称为血流次序改变,此时应怀疑是否为 MCA 慢性

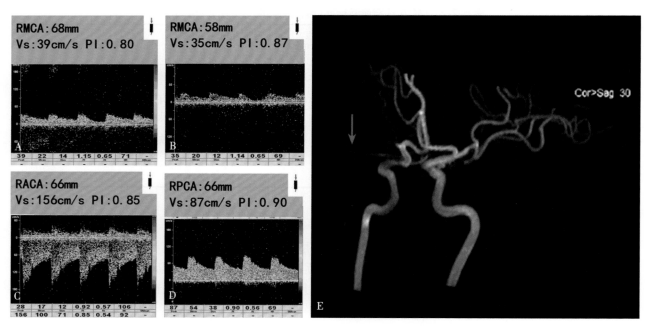

图 6-3-1　RMCA 闭塞的典型频谱

A、B. RMCA 血流速度减慢,血流连续性差;C. RACA 血流速度代偿性增快,频谱形态正常;D. RPCA 血流速度代偿性增快,频谱形态正常。可见 MCA 血流速度明显低于同侧 ACA 及 PCA,为脑血流次序改变,提示 RMCA 慢性进展性闭塞;E. 红色箭头应为 RMCA,现未显影

进展性闭塞。

三、诊断 MCA 慢性闭塞的体会与注意事项

1. TCD 检查如果发现一侧 MCA 的血流速度相对减慢,只有对侧 MCA、同侧 ACA 的 50% 和(或)同侧 PCA 流速的 70% 时,就应该高度怀疑此 MCA 是否慢性闭塞了,如果能结合头 CT 或 MRI,在该 MCA 供血区存在分水岭梗死或内囊区多个小梗死(属于侧支循环的终末支供血区)(图 6-3-2),就更支持 MCA 慢性闭塞的诊断。

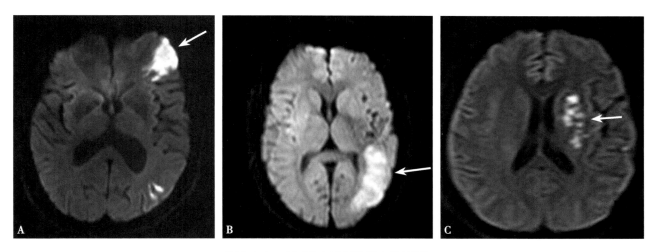

图 6-3-2　不同分水岭梗死的 MRI 图像
A. 前分水岭梗死;B. 后分水岭梗死;C. 内分水岭梗死

2. 患侧 MCA 的 Vs 的绝对值应该仅作为参考指标,不能因为 Vs 在正常值范围(>70cm/s)就排除 MCA 慢性闭塞的诊断,对于诊断最有价值的指标是脑血流次序的改变。脑血流次序改变是指患者脑血流自身对照,患侧 MCA 流速低于对侧 MCA、低于同侧 ACA 和(或)PCA。

3. 探测角度很重要　从耳屏前缘的中颞窗探测最可靠,声束朝向前上方。如果是前循环供血的 PCA,虽然压颈试验也可以血流下降,但深度越浅,声束角度需要越偏向后枕部才能探测到血流。

4. 连续深度探测　如果可以连续深度探测,则说明血流连续性好。如果血流无法连续深度探测,有的深度血流会消失,再寻找到血流形态又有变化,则说明血流连续性不好,血流连续性不好是 MCA 慢性闭塞的重要指征。

四、MCA 慢性闭塞的鉴别诊断

MCA 慢性闭塞和 ICA-OA 发出以远闭塞都会出现同侧 MCA 血流低平,二者鉴别点是什么?

表 6-3-1　MCA 慢性进展性闭塞与 ICA-OA 发出以远闭塞的鉴别诊断

	MCA 慢性进展性闭塞	TICA 严重狭窄或闭塞
ICAex	正常或狭窄频谱	无血流信号或狭窄频谱
OA	正常	正常
CS	正常	低流速高阻力
同侧 ACA	速度增快(多见)或正常	反向或低流速低搏动
对侧 ACA	正常(多见)或轻度增快	增高或正常
同侧 PCA	速度增快(多见)或正常	增高或正常
压同侧 CCA	降低	不变或减低
压对侧 CCA	不变	不变或减低(前交通开放)

第四节　大脑中动脉狭窄或闭塞相关临床知识

一、MCA 狭窄或闭塞的临床表现

颅内动脉狭窄时,可以引起 TIA 及脑梗死等脑缺血症状,也可以由于血管代偿性扩张引起头痛,甚至完全没有症状,正因为症状的复杂多变,TCD 检查就显得尤为重要。

MCA 主干急性完全闭塞,可以出现重度瘫痪、偏身感觉丧失、偏盲、眼睛向对侧凝视。若出现在左侧半球,会出现完全性失语。病灶出现在右侧,会有重度失认、淡漠。如果梗死半球出现脑水肿会导致中线移位和脑疝。如果是慢性进展性闭塞,由于有侧支循环代偿,症状会轻很多,可以是 TIA 发作、头痛,甚至完全无症状。

二、MCA 狭窄的预后分析

这是我们早期做的一项研究,希望能够了解 MCA 狭窄的患者预后情况,哪些因素影响预后。

选取 2005 年 6 月—2007 年 5 月就诊于吉林大学第一医院的经 TCD 检查诊断的 MCA 狭窄患者 69 例,同时选取同期经 TCD 检查 MCA 无狭窄患者 236 例。

狭窄 MCA 转归 TCD 判断标准:①好转:复查时 MCA 血流速度恢复正常或较前减低,Vs 下降 >30cm/s;②稳定:复查时 Vs 变化≤30cm/s;③进展(或闭塞):复查时 MCA 狭窄程度加重,狭窄处流速较前增快,Vs 增快 >30cm/s 或发展至闭塞。

结果:

1. 单因素比较 MCA 狭窄组与非狭窄组年龄、性别、高血压、高脂血症、卒中家族史、吸烟、饮酒差异均有显著性($P<0.05$ 或 $P<0.01$),Logistic 回归发现卒中家族史、吸烟与 MCA 狭窄呈正相关。

2. 平均 9.23 个月的随访,10(16.67%)条狭窄血管进展,18(30%)条好转,32(53.33%)条处于稳定状态。

3. 有 8 例有同侧脑血管事件再发,4 例(12.5%)狭窄稳定,4 例(40%)狭窄进展,狭窄好转组患者没有发生脑血管事件。

因此:发现 MCA 狭窄后,经过适当治疗,绝大多数患者血管狭窄会好转和稳定,但也有少部分患者(大约 17%)血管狭窄会进展,此时一定要戒烟并定期复查,一旦发现血管狭窄进展了,则应该调整治疗方案,减少卒中发生的风险。

三、TCD 与其他影像学比较

前面我们已经详细地讲述了 TCD 如何来诊断大血管的狭窄或闭塞,那么 TCD 诊断颅内动脉的准确性如何? 与造影相比较各有什么优缺点? 见表 6-4-1。

表 6-4-1　TCD、MRA、CTA、DSA 的比较

	TCD	MRA	CTA	DSA
优点	价廉 无创 可床旁操作	价格较低 无创 多角度 能显示闭塞远端血管	微创 清晰显示血管壁	清晰显示血管树和管径 检查血管病变的金标准
缺点	对操作者依赖性强 严重性判断欠准确 定位欠准	对狭窄过度评价 假阳性	价格较高 放射辐射 造影剂不良反应 不能显示远端闭塞血管 对狭窄过度评价,但发生率低	价格高 有创(血管痉挛、微栓子) 放射辐射 造影剂不良反应 不能显示远端闭塞血管,可能出现假阴性

第五节 大脑中动脉狭窄或闭塞病例分析

病例一

【病史】

患者,女性,23 岁,因右侧肢体麻木 2 周,言语笨拙 6 小时入院。

既往:健康。

查体:血压(左)134/65mmHg,(右)140/70mmHg,心率 75 次 / 分,律齐,心脏各瓣膜听诊区未及病理性杂音。神清,言语笨拙。双眼球活动自如,对光反射良好。四肢肌力及肌张力正常,双侧腱反射对称引出。深浅感觉正常。病理征未引出。无项强,克氏征阴性。NIHSS 评分 0 分。

【TCD 频谱及分析】

从图 6-5-1 可见左侧在 61mm 深度时探及的 LMCA,血流速度增快,Vs 高达 400cm/s,PI 为 0.51,可见涡流、湍流,声频粗糙,向远段延续至 51mm 时,Vs 降为 101cm/s,PI 为 0.50,呈相对低流速低搏动血流信号改变。LACA、LPCA、LOA、LCS 血流速度及频谱形态均正常。

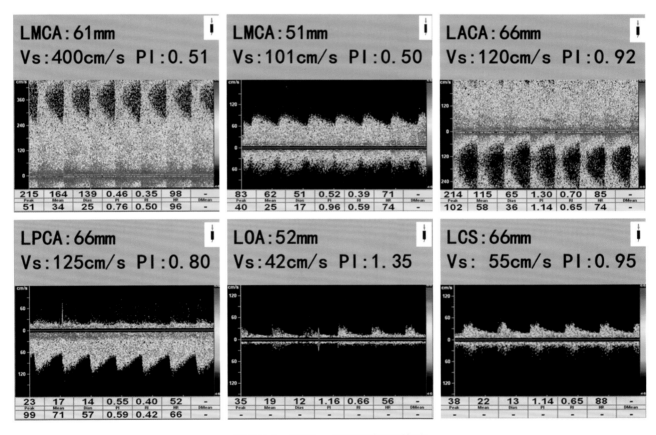

图 6-5-1 病例一:左侧颞窗探测频谱

从图 6-5-2 可见右侧 60mm 深度时探及的 RMCA 血流速度增快,Vs 高达 201cm/s,频谱上界包络不清,向远段延续至 50mm 时,Vs 降为 23cm/s,PI 为 0.67,呈相对低流速低搏动血流信号改变。RACA、RPCA、ROA、RCS 血流速度及频谱形态均正常。双侧 VA 和 BA 血流速度及频谱形态均正常。

通过枕窗,双侧 VA 及 BA 血流速度及频谱形态正常。

　　考虑责任病变血管在哪？是什么程度的狭窄？如图 6-5-3 所示。

　　观察 TCD 中所有的频谱，发现只有双侧 MCA 血流速度及频谱形态异常。LMCA 61mm 深度 Vs 高达 400cm/s，比值为 4，远段呈低流速低搏动血流信号改变，这都提示 LMCA 重度狭窄；RMCA 60mm 时血流速

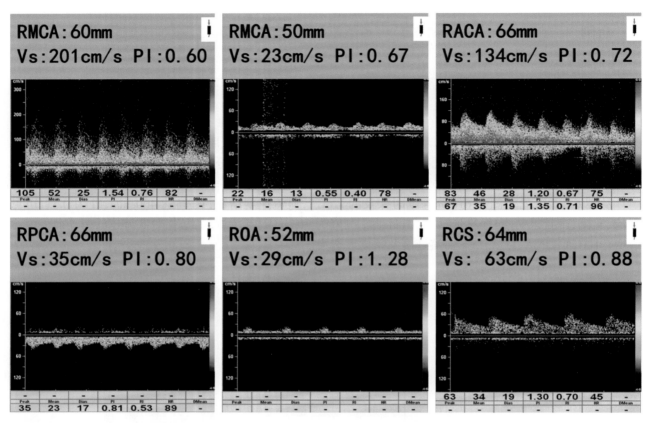

图 6-5-2　病例一：右侧颞窗探测频谱

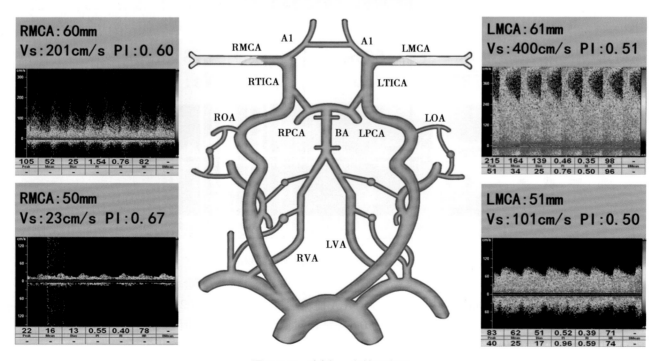

图 6-5-3　病例一：血管示意图

度虽不是特别高,可出现了频谱上界包络不清,远段低流速低搏动改变,比值为9,根据诊断标准,则支持重度狭窄的诊断。

【其他影像学检查】

图6-5-4:头MRA检查结果为双侧MCA局部信号中断,远段分支显影变淡。双侧VA及BA正常。

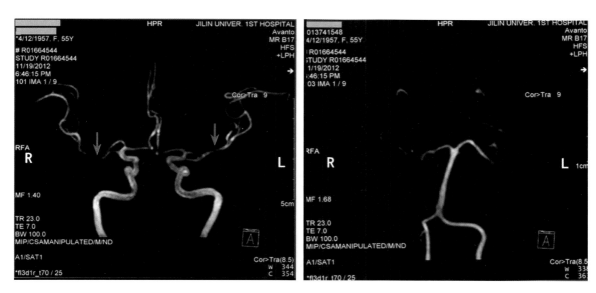

图6-5-4　病例一:头部MRA

该患者的头部MRA检查结果,同TCD检查结果一样,提示双侧MCA重度狭窄。所以通过这个病例,进一步理解MCA重度狭窄的诊断标准,"狭窄远段低流速低搏动"是比狭窄局部血流速度绝对值更重要的诊断指标。该患者的TCD报告为:

1. 超声所见　双侧大脑中动脉血流速度均增快,右侧频谱上界包络不清,声频粗糙,远段呈低流速低搏动血流信号改变;左侧可见涡流、湍流,声频粗糙,远段呈低流速低搏动血流信号改变。

双侧大脑前动脉、大脑后动脉血流速度及频谱形态均正常。

双侧颈动脉虹吸段、眼动脉血流速度及频谱形态均正常。

双侧椎基底动脉血流速度及频谱形态均正常。

2. 超声提示　双侧大脑中动脉重度狭窄。

(吉林大学第一医院　张洁　提供病例)

病例二

【病史】

董某,男性,61岁,因四肢无力伴头晕1个月就诊。

既往:高血压病史10余年。

查体:血压(左)180/115mmHg,(右)180/110mmHg,心率85次/分,律齐,心脏各瓣膜听诊区未及病理性杂音。神清,言语笨拙。双眼活动自如,对光反射灵敏。四肢肌力Ⅴ级,肌张力正常,双侧腱反射对称引出。深浅感觉正常。左侧病理征阳性,右侧病例征阴性。无项强,克氏征阴性。

【TCD频谱及分析】

从图6-5-5可见LMCA、LACA、LPCA、LCS血流速度及频谱形态均正常。

从图6-5-6可见RMCA从66mm深度时血流速度减慢,延续到58mm以远时未探及确切血流信号。RACA、RPCA血流速度偏快,频谱形态大致正常。右侧颈内动脉虹吸段(RCS)血流速度及频谱形态均正常。

根据该患者的TCD频谱,总结见图6-5-7。我们可以看出双侧MCA不对称,LMCA血流速度及频谱

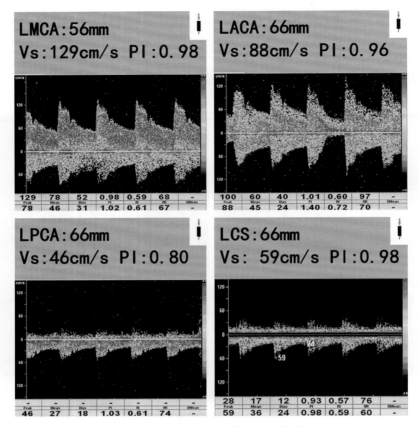

图 6-5-5　病例二：左侧颞窗探测频谱

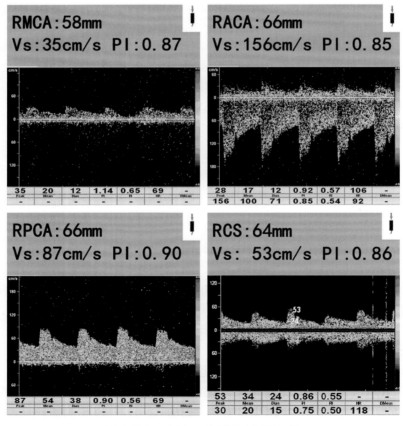

图 6-5-6　病例二：右侧颞窗探测频谱

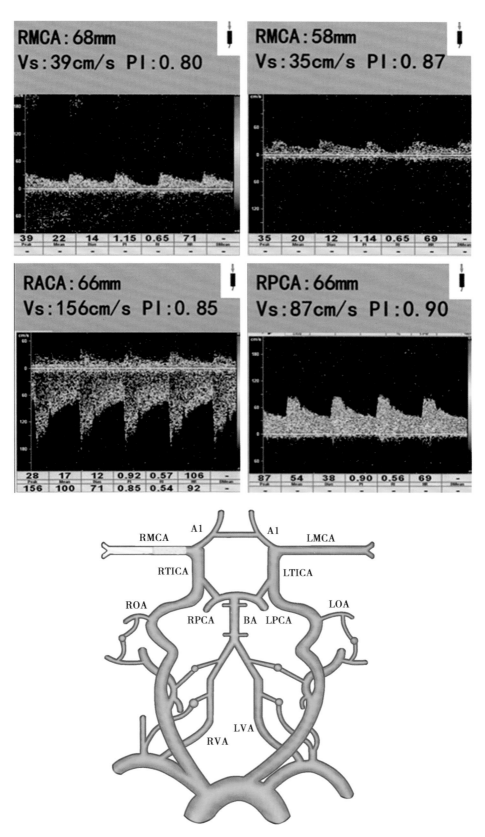

图 6-5-7　病例二:血管示意图

形态均正常,RMCA 血流速度减慢,慢于同侧 ACA 和 PCA,发生血流次序改变,并且血流信号延续性较差,当延续至 58mm 深度以远时已探测不清,结合这些特征,支持 RMCA 慢性进展性闭塞的诊断。

【其他影像学检查】

图 6-5-8 所示:头 MRA 结果显示 RMCA 不显影,考虑闭塞。

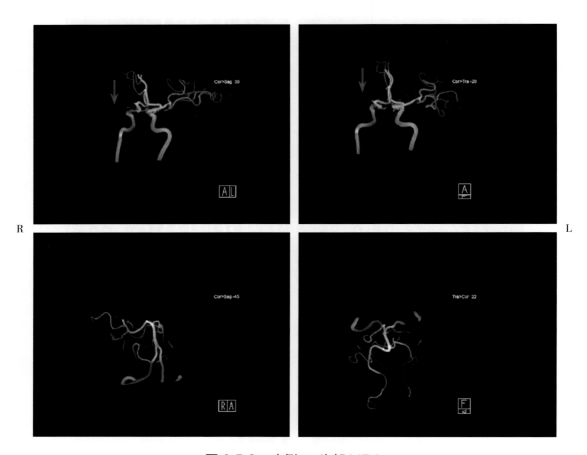

图 6-5-8　病例二:头部 MRA

该患者的 TCD 报告为:

1. 超声所见　双侧大脑中动脉血流速度不对称,右侧血流速度减慢,且慢于同侧大脑前动脉及后动脉,发生血流次序改变,且血流信号连续性差。

右侧大脑前动脉血流速度增快,频谱形态大致正常。

右侧大脑后动脉血流速度增快,频谱形态大致正常。

左侧大脑前动脉、大脑后动脉血流速度及频谱形态均正常。

双侧颈动脉虹吸段血流速度及频谱形态均正常。

双侧椎基底动脉血流速度及频谱形态均正常。

2. 超声提示　右侧大脑中动脉闭塞。

对 MCA 闭塞做一下总结:①血流速度不对称,发生血流次序改变是诊断 MCA 闭塞最有价值的指标;② MCA 血流信号连续性消失对于 MCA 闭塞的诊断是有帮助的补充;③如果能结合头 CT 或 MRI,在该 MCA 供血区如果有分水岭梗死或内囊区多个小梗死(属于侧支循环的终末支供血区),就更支持 MCA 慢性闭塞的诊断;④如果探测不到 MCA 血流,不要轻易下诊断,可通过同侧颞窗、对侧眼窗、对侧颞窗反复探测,以除外 MCA 本身角度、走行变异的影响带来的误差。

(吉林大学第一医院　张洁　提供病例)

参考文献

1. Alexandrov AV,Sloan MA,Tegeler CH,et al. Practice standards for transcranial Doppler(TCD)ultrasound.Part Ⅱ. Clinical indications and expected outcomes［J］.J Neuroimaging,2012,22:215-224.

2. Rubiera M,Cava L,Tsivgoulis G,et al. Diagnostic criteria and yield of real-time transcranial Doppler monitoring of intra-arterial reperfusion procedures［J］.Stroke,2010,41:695-699.

3. Cencetti S,Cultrera D. Transcranial Doppler Ultrasonography in Intensive Care［M］.Milan:Springer,2012:413-416.

4. Heliopoulos I,Papaoiakim M,Tsivgoulis G,et al. Common carotid intima media thickness as a marker of clinical severity in patients with symptomatic extracranial carotid artery stenosis［J］. Clin Neurol Neurosurg,2009,111:246-250.

5. Beebe HG,Salles-Cunha SX,Scissons RP,et al. Carotid arterial ultrasound scan imaging:A direct approach to stenosis measurement［J］. J Vasc Surg,1999,29:838-844.

6. Stein JH,Korcarz CE,Hurst RT,et al. Use of carotid ultrasound to identify subclinical vascular disease and evaluate cardiovascular disease risk:A consensus statement from the American Society of Echocardiography Carotid Intima-Media Thickness Task Force Endorsed by the Society for Vascular Medicine［J］. J Am Soc Echocardiogr,2008,21:93-111.

7. Andrei V,Michael A,Lawrence KS,et al. Practice standards for transcranial Doppler ultrasound:Part 1-test performance［J］. J Neuroimaging,2007,17:11-18.

8. Demchuk AM,Christou I,Wein TH,et al. Accuracy and criteria for localizing arterial occlusion with transcranial Doppler［J］. J Neuroimaging,2000,10:1-12.

9. Arkuszewski M,Swiat M,Hurst RW,et al. Vertebral and basilar arteries:transcranial color-coded Duplex ultrasonography versus conventional TCD in detection of narrowings［J］. Neuroradiol J,2012,25:12-23.

10. AbuRahma AF. Bergan JJ Noninvasive Vascular Diagnosis:A Practical Guide to Therapy［M］. Milan:Springer,2000:123-131.

11. de Riva N,Budohoski KP,Smielewski P,et al. Transcranial Doppler pulsatility index:what it is and what it isn't［J］. Neurocrit Care,2012,17:58-66.

12. Wilterdink JL,Feldmann E,Furie KL,et al. Transcranial Doppler ultrasound battery reliably identifies severe internal carotid artery stenosis［J］. Stroke,1997,28:133-136.

13. Spencer MP,Reid JM. Quantitation of carotid stenosis with continuous-wave(CW)Doppler ultrasound［J］. Stroke,1979,10:326-330.

14. Beach KW,Bergelin RO,Leotta DF,et al. Standardized ultrasound evaluation of carotid stenosis for clinical trials:University of Washington Ultrasound Reading Center［J］. Cardiovasc Ultrasound,2010,8:39.

15. Gaunt ME,Martin PJ,Smith JL,et al. Clinical relevance of intraoperative embolization detected by transcranial Doppler ultrasonography during carotid endarterectomy:a prospective study of 100 patients［J］.Br J Surg,1994,81:1435-1439.

16. 高山.如何规范经颅多普勒超声诊断报告［J］.中国卒中杂志,2010,5:615-625.

17. 饶明俐,林世和.脑血管疾病［M］.北京:人民卫生出版社,2012:123-140.

18. 华扬,高山,吴钢,等.经颅多普勒超声操作规范及诊断标准指南［J］.中华医学超声杂志,2008,5:2-6.

19. 邢英琦,韩珂,白竹,等.经颅多普勒超声脑血流次序改变对 MCA 慢性闭塞的诊断价值［J］.中国老年学杂志,2008,28:1906-1909.

20. Consensus Committee of the Ninth International Cerebral Hemodynamic Symposium. Basic identification criteria of Doppler microembolic signals［J］.Stroke,1995,26:11-23.

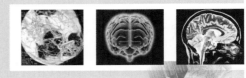

第七章
TCD 对椎基底动脉狭窄或闭塞的诊断

第一节　椎动脉狭窄和闭塞的 TCD 诊断标准

一、VA 狭窄

VA 行程长,变异多,以枕骨大孔为界,VA 分为颅内段和颅外段。TCD 探及部分为 VA 颅内段。VA 狭窄目前国际上尚无统一标准,可参考如下:

(一) VA 狭窄的诊断标准

1. 血流速度的局限性增快,Vs>100cm/s。

2. 紊乱的频谱形态包括频窗填充、涡流、湍流、短弧线。

血流速度随着狭窄程度的加重而增快,频谱形态则随着狭窄程度的加重而越发紊乱。极重度狭窄时,则表现为频谱上界包络不清,搏动指数偏低。

(二) 重度 VA 狭窄的诊断标准(图 7-1-1)

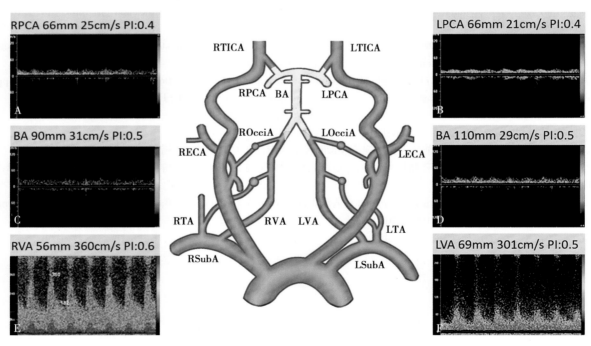

图 7-1-1　VA 重度狭窄

A. RPCA 呈低流速低搏动频谱改变;B. LPCA 呈低流速低搏动频谱改变;C. BA 起始处呈低流速低搏动频谱改变;D. BA 远段呈低流速低搏动改变;E. RVA 血流速度异常增快,可见涡流、湍流,声频粗糙,诊断为重度狭窄;F. LVA 血流速度异常增快,可见涡流、湍流,频谱上界包络不清,声频粗糙,诊断为重度狭窄

1. 血流速度阶段性升高,狭窄段高流速,狭窄以远段流速明显减低,二者比值 >4.0。

2. 狭窄以远段血流频谱异常,收缩期达峰时间延迟。

3. 狭窄以近动脉 PI 值升高,狭窄以远动脉 PI 值明显低于对侧 VA。

4. 狭窄段音频异常(声频粗糙、鸥鸣音、机器样杂音)。

5. 双侧 VA 重度狭窄者,其汇合以远处 BA 及 PCA(后循环供血者)出现低流速低搏动改变。

(三)VA 狭窄的鉴别诊断

1. 代偿性血流速度增快　其鉴别点是代偿增快的血管是全程血流速度均增快,且频谱形态大致正常。

2. 动静脉畸形的供血动脉　除了血流速度增快,还有 PI 值减低,另外,动静脉畸形的供血动脉还会出现频带增宽,受累血管呈串联性改变(如果是 MCA 参与动静脉畸形的供血,则 MCA 和同侧颈内动脉均呈现高流速低搏动高流量的改变;如果是 PCA 参与动静脉畸形的供血,则 PCA 和椎基底动脉均呈现高流速低搏动高流量的改变)。

二、VA 闭塞

对于 VA 颅内段闭塞或接近闭塞的 TCD 诊断标准(图 7-1-2):

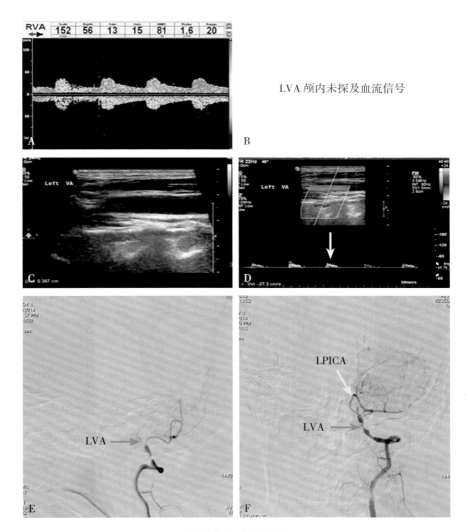

图 7-1-2　VA 闭塞

A. TCD 检测 RVA 血流速度 50/22cm/s,频谱形态正常;B. LVA 未探及确切血流信号;C. 颈动脉超声 B 模式可见 LVA 管径 3.7mm;D. 颈动脉超声频谱可见 LVA 呈单峰血流频谱改变(白色箭头,收缩期血流减慢,舒张期血流消失);E. DSA 可见 LVA 的 V4 段(红色箭头)闭塞;F. DSA 可见 LVA 的 V4 段(红色箭头)在发出小脑后下动脉(黄色箭头)之后闭塞

1. VA 的颅内段闭塞处无法探及确切血流信号；或者血流信号延续性差，呈低流速、低搏动的血流信号改变；或血流速度正常，但达峰时间延迟。

2. VA 的颅外段作为狭窄的近端，可以呈现低流速高阻力的血流信号改变。

3. BA 作为狭窄的远端，由两侧 VA 汇合而成，如对侧 VA 正常，则 BA 血流正常。如对侧 VA 闭塞或狭窄程度≥70%，则 BA 呈现低流速、低搏动的血流信号改变。

4. 小脑后下动脉代偿性血流增快，提示小脑侧支循环建立。

第二节　基底动脉狭窄和闭塞的 TCD 诊断标准

一、BA 狭窄的诊断标准

1. 血流速度增快，尤其是限局性血流速度增快，Vs>100cm/s。
2. 血流频谱紊乱，包括频窗填充、涡流、湍流。

血流速度增快的程度与狭窄程度正相关，即狭窄程度越严重血流速度越快，但当极重度狭窄时，由于高流速血流成分明显减少，TCD 探及血流速度反而不升高，探测到的频谱上界包络不清，搏动指数偏低。

高山教授根据以往研究结果总结出对于大于 40 岁年龄组，BA 收缩期流速大于 100cm/s 或舒张期流速大于 70cm/s 即可诊断 BA 狭窄。Missoum A、de Bray、Dubas F 等人总结 BA 狭窄是其平均流速大于 MCA 或 ICA，或 BA 的平均流速≥60cm/s（成人），或 BA 不同节段的流速差≥30%。

3. BA 重度狭窄的诊断标准（图 7-2-1）

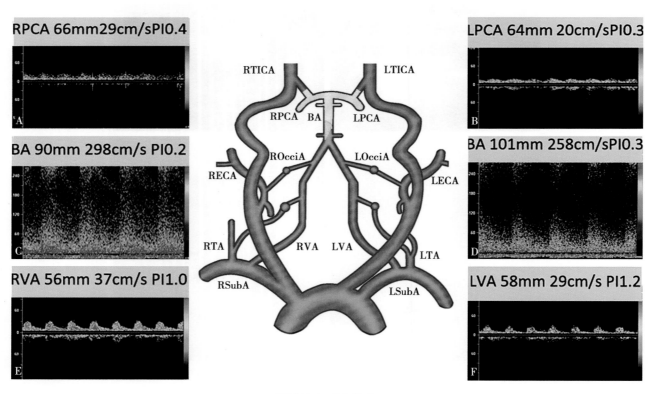

图 7-2-1　BA 狭窄

A. RPCA 呈低流速低搏动频谱改变；B. LPCA 呈低流速低搏动频谱改变；C、D. BA 血流速度增快，可见涡流、湍流，声频粗糙，频谱上界包络不清；E. RVA 血流速度偏慢，呈高阻力频谱改变；F. LVA 血流速度减慢，呈高阻力频谱改变

（1）血流速度阶段性升高，狭窄段高流速，狭窄以远段流速明显减低，二者比值 >4.0。

（2）狭窄以远段血流频谱异常，收缩期达峰时间延迟。

（3）狭窄以近 VA 动脉 PI 值升高，狭窄以远动脉（PCA）的 PI 值明显减低。

（4）狭窄段音频异常（声频粗糙、鸥鸣音、机器样杂音）。

当 BA 狭窄时，还可能出现小脑后下动脉代偿性血流增快，提示小脑侧支循环建立。如果是 BA 近段或中段狭窄，前循环可通过 PCoA 和 PCA 的侧支血流供应 BA 远段，从而使 BA 远段血流方向逆转。

4. BA 狭窄的鉴别诊断

（1）要注意与 VA 接近 BA 处的狭窄相鉴别，鉴别点是单侧 VA 重度狭窄时，如果对侧 VA 血流正常，则 BA 不会出现低流速低搏动改变；还可以通过 TCCD 辅助诊断。

（2）与代偿性血流速度增快相鉴别，其鉴别点是代偿性流速增快表现为 BA 全程和双侧 VA 血流速度均增快，且频谱形态大致正常。

二、BA 闭塞或接近闭塞的 TCD 诊断标准

需要注意的是，在 BA 极重度狭窄或闭塞的情况下，有时探测不到 BA 确切的血流信号，但是"未探及"并非总是意味着闭塞，它与 BA 的走行弯曲也有关系（图 7-2-2）。

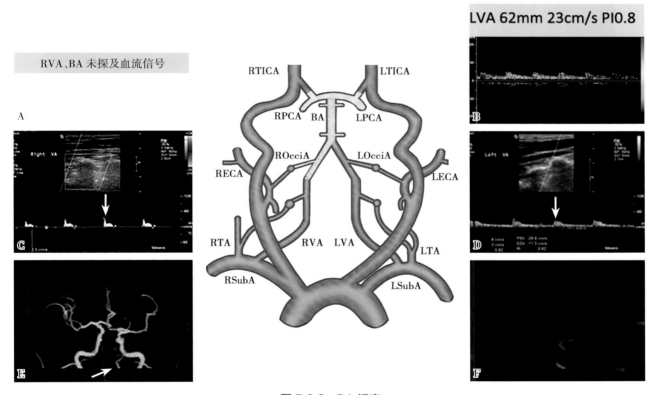

图 7-2-2　BA 闭塞

A. RVA、BA 均未探及确切血流信号；B. LVA 探及血流速度减慢，频谱形态大致正常，但血流信号连续性差；C. 颈动脉超声 RVA 椎间隙段血流速度减慢，呈单峰血流频谱改变（白色箭头），考虑入颅段闭塞；D. 颈动脉超声 LVA 血流速度减慢，RI：0.62，呈相对高阻力频谱改变（白色箭头）；E. 头 MRA：双侧 ICA 系统显影良好，而 RVA、BA、双侧 PCA 未显影，LVA 部分显影，考虑 BA 闭塞（白色箭头）；F. 头 MRA：LVA 部分显影

1. BA 闭塞处无法探及确切血流信号；或者血流延续性差，呈低流速、低搏动的血流信号改变。

2. 狭窄以近 VA 血流速度减低，PI 值升高。

3. 狭窄以远动脉（PCA）血流速度减低，PI 值明显减低。

第三节　椎基底动脉狭窄或闭塞相关临床知识

VA、BA 及其分支共同构成了椎基底动脉系统,即后循环,主要供应脑干、小脑、颞叶下面及枕叶内侧面等脑组织结构。导致椎基底动脉狭窄或闭塞的最主要也是最为常见的原因是动脉粥样硬化,除此之外,VA 夹层、肌纤维发育不良也是造成椎基底动脉狭窄的原因。

VA 分为颅内段病变及颅外段病变,VA 颅内段是指 VA 经枕骨大孔入颅后的部分,VA 颅内段闭塞性缺血常表现为延髓外侧缺血,颅外段指的是从 VA 起始入枕骨大孔之前的部分,包括 VA 起始段、椎间隙段及寰枢段,由于 VA 在颈部上升入颅的过程中有非常丰富的肌支和分支,相对于没有分支的 ICA 起始处病变,VA 起始处病变临床表现相对良性。由于潜在的侧支循环存在,VA 颅外段病变程度不等同于颅内缺血程度,如果一侧 VA 狭窄或闭塞,另一侧 VA 正常,则患者可能不出现任何症状。但双侧 VA 均发生重度狭窄或闭塞时,也常会出现后循环的梗死(如图 7-3-1),出现眩晕、共济失调、饮水呛咳等症状。

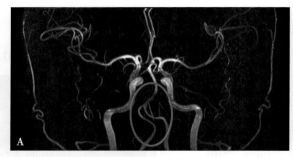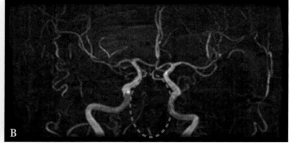

图 7-3-1　椎基底动脉闭塞 MRA 成像
A. 正常人头部 MRA 成像,可见双侧 VA 汇合成 BA;B. 虚线区内椎基底动脉未显影,考虑闭塞

BA 主要供应脑桥,特别是脑桥基底部。双侧 VA 在脑桥下缘汇合成 BA。BA 急性闭塞常见的临床症状有瘫痪(双侧力弱)、颅面肌肉麻痹(构音障碍、声音嘶哑、吞咽困难、强哭强笑等)、眼球运动异常、眼震甚至昏迷等,如图 7-3-2 为 BA 起始段的重度狭窄的核磁血管成像。

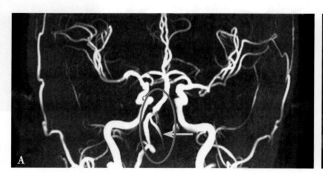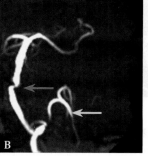

图 7-3-2　椎基底动脉狭窄 MRA 成像
A. 红色实线区域为椎基底动脉;B. 该患后循环 MRA 成像,红色箭头为 BA 起始段变细,存在重度狭窄。LVA 未显影,考虑 LVA 闭塞。黄色箭头为某一分支血管(而非 LVA),与图 A 黄色箭头位置相对应,可见由于显示角度不同,造成了 VA 部分显影的假象,不能实时动态观察也是 MRA 检查的弊端所在

第四节　椎基底动脉狭窄或闭塞病例分析

病例一

【病史】

男性,48 岁,因发作性头晕伴视物双影 2 个月入院。

既往史:高血压病史 10 年,最高达 220/110mmHg,未规律服用降压药物,血压控制情况不详。吸烟 20 余年,平均 40 支 / 日,饮酒史 20 余年,平均 3~4 两 / 天。

查体:血压 145/80mmHg,神清语明,双侧额纹对称等深,双侧瞳孔等大同圆,直径 3.0mm,直接及间接对光反射灵敏,无眼震,双侧鼻唇沟对称等深,伸舌居中,四肢肌力、肌张力均正常,腱反射对称引出,双侧病理征阴性,感觉及共济查体正常,无项强,克氏征阴性。

【TCD 频谱及分析】

如图 7-4-1 所示,RMCA 血流速度及频谱形态均正常,压迫同侧 CCA 血流信号下降至接近基线水平的低平血流信号(白实箭头);RACA 血流速度及频谱形态均正常,压迫同侧 CCA 血流信号降低并出现反向血流,且反向血流幅度高(黄实箭头),说明 ACoA 存在;RPCA 血流速度减慢,搏动指数减低,压迫同侧 CCA 血流信号无改变,考虑由后循环供血。

LMCA 血流速度及频谱形态均正常,压迫同侧 CCA 血流信号下降至接近基线水平的低平血流信号(白虚箭头);LACA 血流速度及频谱形态均正常,压迫同侧 CCA 血流信号降低并出现反向血流,且反向血流幅度低(黄虚箭头),说明 ACoA 存在,并且左右 ACA 发育不对称,左侧发育较好,右侧发育欠佳;LPCA 血流速度减慢,搏动指数减低,压迫同侧 CCA 血流信号无改变,考虑由后循环供血。

RVA 颅内段全程血流速度增快,基线上方出现高强度的湍流频谱,伴有基线两侧低频的涡流同时存在(红实箭头),频谱上界包络欠清,尤以 60mm 深度左右最为显著;LVA 血流速度减慢,全程延续性尚可;BA 全程(近、中、远段)均可见血流速度增快,基线两侧出现短弧线高强度信号(红虚箭头),伴有鸥鸣样杂音,频谱上界包络不清,搏动指数减低,以 90mm 深度左右最为显著。

【TCD 诊断】

1. 超声所见　双侧大脑中动脉血流速度对称,频谱形态均正常。

双侧大脑前动脉血流速度及频谱形态均正常。

双侧大脑后动脉呈相对低流速低搏动血流信号改变,分别压同侧颈总动脉后血流信号无改变,考虑为后循环供血。

双侧颈内动脉虹吸段、终末段血流速度及频谱形态正常。

左侧椎动脉血流速度减慢,频谱形态大致正常。

右侧椎动脉血流速度增快,可见涡流、湍流,声频粗糙。

基底动脉血流速度增快,可见短弧线,闻及鸥鸣音,频谱上界包络不清,搏动指数减低。

2. 超声提示　右侧椎动脉重度狭窄;基底动脉重度狭窄。

【其他影像学对照】

如图 7-4-2 所示,图 A 头 MRA 可见 RACA-A1 段纤细(蓝实箭头),考虑先天发育不良;BA 近段可见限局性狭窄(橙实箭头)。图 B BA 近段限局性狭窄更为明显(蓝虚箭头);RVA 可见限局性狭窄(橙实箭头)。

DSA:图 C 示 LVA 及 BA,可见 LVA 走行正常,管壁光滑,血流通畅,管腔未见狭窄及扩张,BA 近端限局性重度狭窄(>80%)(蓝虚箭头),中远端未见明显异常。图 D 示右 RVA 及 BA,可见 RVA 纤细,且 V4 段重度狭窄(>70%)(橙实箭头),BA 近端限局性重度狭窄(>80%)(蓝虚箭头),中远端未见明显异常。

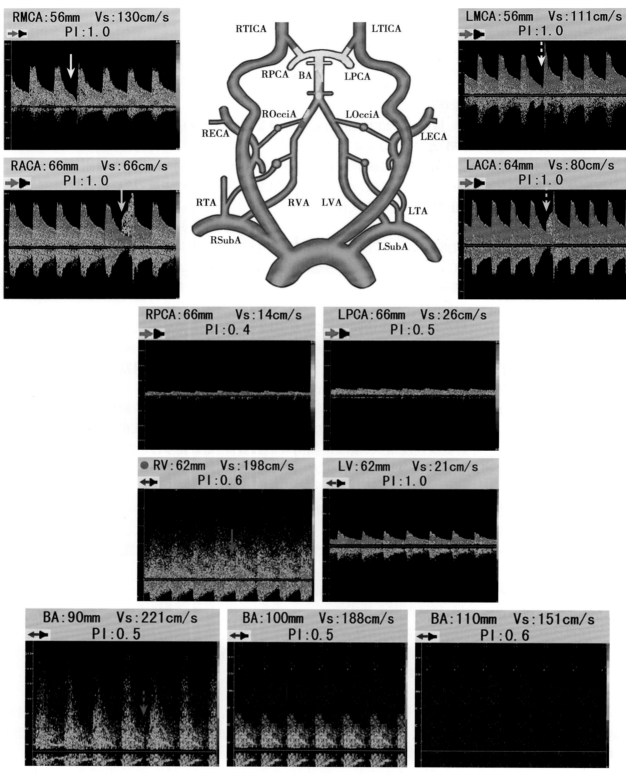

图 7-4-1　病例一：TCD 频谱

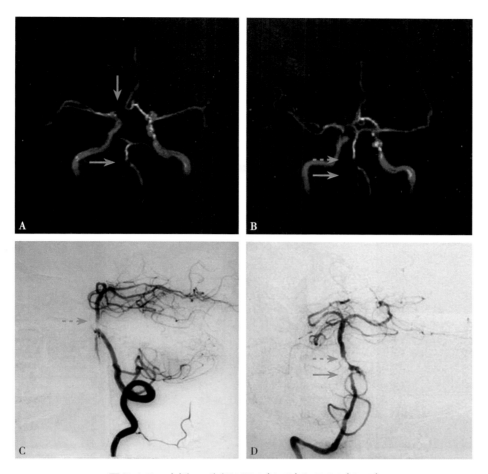

图 7-4-2　病例一:头部 MRA(A、B)和 DSA(C、D)

【总结与分析】

　　该病例的诊断关键在于正确地识别血管。椎基底动脉行程长、变异大,其探测较前循环难度大。在探测 BA 时,若发现一条血流速度明显增快的血流信号,首先要排除是否为前循环血管,这时需注意前循环有没有流速增快的血管,压颈试验血流信号有无改变等。在排除前循环血管后,考虑有没有可能是 BA 代偿性增快,BA 代偿性增快时 BA 全程和双侧 VA 均匀一致增快,频谱形态大致正常,并且只有颈动脉系统存在严重狭窄或闭塞,椎基底动脉才会出现代偿频谱。该病例均排除了以上情况,在 85~120mm 深度范围内均可探及血流速度增快,带有短弧线及鸥鸣音的血流信号,90mm 深度左右最为明显。所以考虑两种可能性:第一:BA 近段的狭窄;第二:椎动脉接近基底动脉处狭窄。如何鉴别是哪一种情况呢? BA 的探测深度一般在 85~120mm 范围内,90mm 应该是在 BA 近段,而且该病例的双侧 PCA 均呈狭窄后低流速低搏动的血流信号,因此可以诊断为 BA 近段重度狭窄。

(吉林大学第一医院　张洁　提供病例)

病例二

【病史】

　　患者,男性,47 岁。因发作性视物旋转、恶心、呕吐 1.5 个月于 2010 年 7 月 29 日门诊就诊。症状约 3 天发作 1 次,每次持续 3 分钟左右。伴有头沉、睡眠增多,乏力等表现。

　　既往史:高血压 5 年,最高 210/170mmHg,血压控制不佳。

　　查体:正常。

【TCD 频谱与分析】

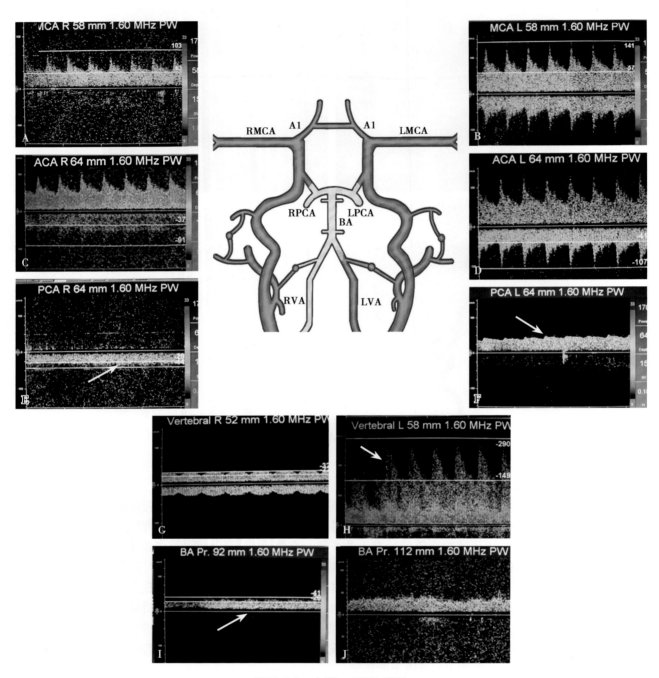

图 7-4-3 病例二:TCD 频谱

双侧 PCA(E 图、F 图)及 BA(I 图、J 图)呈低流速低搏动改变;LVA(H 图)严重狭窄频谱,血流速度异常增快,可见涡流、湍流

如图 7-4-3 所示,RMCA 与 RACA 血流速度及频谱形态均正常;RPCA 的频谱类似静脉频谱的改变,几乎没有动脉的搏动性。

LMCA 与 LACA 血流速度及频谱形态均正常;LPCA 也类似静脉频谱,呈低流速低搏动改变。

RVA 也类似静脉频谱,呈低流速低搏动改变;LVA 血流速度异常增快,可见涡流、湍流,声频粗糙。BA 从 92~112mm 深度均类似静脉频谱,呈低流速低搏动改变。

【TCD 诊断】

1. 超声所见（图 7-4-4）　双侧大脑中动脉血流速度及频谱形态正常。

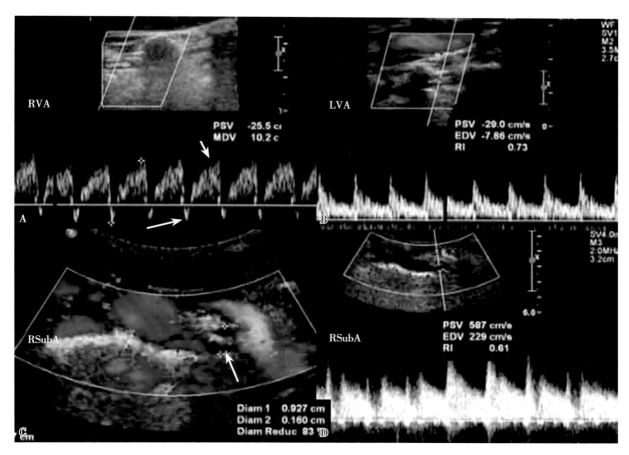

图 7-4-4　病例二：颈部动脉超声图像

A. RVA 为 Ⅱ 期盗血频谱改变，收缩期反向（长白色箭头），舒张期正向（短白色箭头）；B. LVA 血流速度为 29.0/7.86cm/s，0RI0.73，但收缩期峰尖，为相对高阻力改变，支持颅内段严重狭窄或闭塞；C. RSubA 起始处可见均质低回声斑块（长白色箭头），导致局部管腔严重狭窄，残余细小血流信号，原始管径 9.2mm，残余管径 1.8mm，直径狭窄率 83%；D. RSubA 狭窄处血流速度 571/241cm/s，可见涡流、湍流，声频粗糙

　　双侧大脑前动脉血流速度及频谱形态正常。

　　双侧大脑后动脉血流速度减慢，呈低流速低搏动改变。

　　双侧颈内动脉虹吸段、终末段血流速度及频谱形态正常。

　　右侧椎动脉呈血流速度减慢，呈低流速低搏动改变。

　　左侧椎动脉血流速度异常增快，可见涡流湍流，声频粗糙。

　　基底动脉血流速度减慢，呈低流速低搏动改变。

2. 超声提示　左侧椎动脉严重狭窄；右侧椎动脉、基底动脉、双侧大脑后动脉呈低流速低搏动改变，考虑右侧椎动脉颅外段病变，请结合颈动脉超声。

【颈动脉超声】

颈部动脉超声诊断：

1. 双侧颈部动脉内中膜不均匀增厚伴多发斑块形成。

2. 右侧锁骨下动脉起始处狭窄（90%~99%），右侧锁骨下动脉盗血综合征 Ⅱ 期。

3. 左侧椎动脉椎间隙段呈低流速高阻力血流信号改变，考虑颅内段存在严重狭窄。

【TCCD】

TCCD 诊断左侧椎动脉严重狭窄（图 7-4-5）。

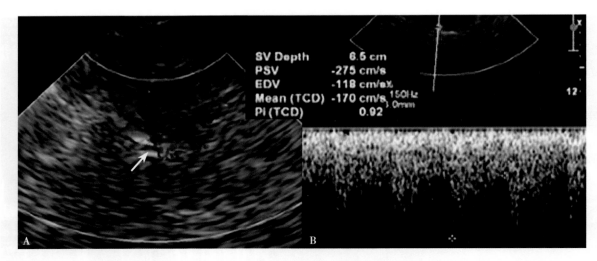

图 7-4-5　病例二：TCCD 图像

从后枕窗探测椎基底动脉的表现；A. LVA 限局性管腔狭窄（白色箭头）；B. 局部狭窄处的血流频谱，收缩期流速 275cm/s，可见湍流、涡流，声频粗糙

【诊治经过】

故综合 TCD、TCCD 及颈部动脉超声，诊断为（图 7-4-6）RSubA 严重狭窄，RSubA 盗血综合征 II 期，LVA 严重狭窄。考虑因双侧 VA 血流量均明显减少，目前已经出现反复的眩晕、呕吐等后循环缺血症状，建议住院支架治疗。但患者及家属要求回去筹钱。嘱其每日口服一次阿司匹林肠溶片 100mg，氯吡格雷（波立维）75mg，阿托伐他汀（立普妥）20mg，并叮嘱尽早住院支架治疗。

10 天后患者症状加重，因发作性左侧肢体麻木 2 天，加重伴左侧肢体活动不灵 1 天，于 2010 年 8 月 9 日 14：30 分入院。伴有言语笨拙、耳鸣、恶心、上眼睑下垂、吞咽困难、饮水呛咳。入院血压 190/110mmHg，神清，构音障碍，右上眼睑下垂。可见旋转眼震，右侧中枢性面瘫，伸舌右偏。左侧肌力 0 级，腱反射减弱，左侧偏身痛觉减退，Babinski 征阳性。头 CT 示左侧小脑半球低密度影（图 7-4-7）。诊断为小脑梗死，为动脉粥样硬化性病变，责任动脉 LVA，发病机制可能为动脉 - 动脉栓塞合并栓子清除能力下降。因已经出现缺血灶，过了溶栓时间窗，故给予抗血小板聚集、改善循环、控制血压及支持对症治疗。

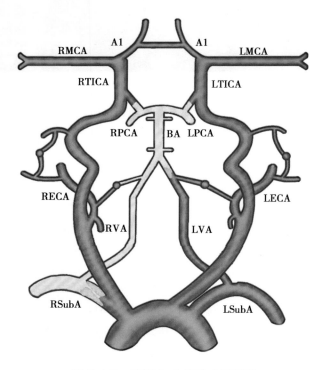

图 7-4-6　病例二：血管病变示意图

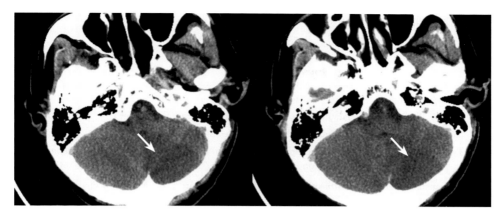

图 7-4-7　病例二:头 CT 图像
白箭头小脑低密度影,考虑小脑梗死

　　8 月 9 日 20:15 分,患者烦躁,口腔内大量黏液分泌。呼吸困难,伴全身冷汗。血压 170/110,心率 90 次,心律不齐,双肺湿啰音。右上眼睑下垂,右瞳孔 2.0mm,左侧 3.0mm,对光反射尚敏感,可见旋转眼震。22:00 分泌物增多、喉鸣,呼吸频率快、全身大汗、表情痛苦,给予多索茶碱 0.3 静点后症状好转。

　　8 月 10 日,8:40 再次喉鸣,痰量增多,较黏稠,全身大汗,呼吸困难。再次多索茶碱 0.2g 静点,症状未见好转。氧饱和度 87%,面部发绀,四肢厥冷。行气管切开。9:50 症状好转,血氧饱和度 95%,面部颜色及四肢温度恢复正常。次日,家属放弃治疗出院。

【讨论与分析】

　　多年来人们一直认为,后循环缺血症状大多由血流动力学障碍所致,故将后循环短暂性缺血症状诊断为椎基底动脉供血不足。事实上,临床上遇到的眩晕患者,与颈椎病相关的眩晕是罕见的,为此中国后循环缺血专家共识组发表了《中国后循环缺血的专家共识》。后循环缺血是常见的缺血性脑血管病,约占缺血性卒中的 20%。常见症状包括头晕、眩晕、肢体或头面部麻木、肢体瘫痪、共济失调、构音或吞咽困难。该患者最初表现为发作性视物旋转、恶心、呕吐,伴有头沉、睡眠增多,乏力等表现,此时一定要引起医生的高度重视,做相应的血管检查,绝对不能把症状归为"椎基底动脉供血不足"。后循环缺血病因包括动脉粥样硬化、栓塞、穿支动脉病变,约 40% 为栓塞所致。该患的发病机制可能为栓子清除能力下降合并栓子脱落所致。

　　TCD 与颈部动脉超声是脑血管检查的首选手段,该患已经通过 TCD 和颈部动脉超声诊断了右侧 SubA 的严重狭窄,右侧 VA 的 II 期盗血频谱改变。TCD 在 85mm 的深度探测到了一条高流速的狭窄血流信号,但是无法鉴别这个狭窄处是位于 VA 还是 BA。经颅彩色多普勒超声(TCCD)不仅能探测到血流频谱,而且可以探测到血管的彩色血流的充盈情况,可用于鉴别动脉狭窄的部位。

　　该患者是个治疗失败的案例,经济条件不足、家属和患者对病情不重视是其主要原因。在整个的治疗过程中,有两次选择的十字路口。第一次是 7 月 29 日超声已经诊断了双侧的严重狭窄,BA 及 PCA 均是低流速低搏动改变,此时是支架治疗的最佳时机。VA 支架治疗的适应证包括:①有症状的双侧高度狭窄患者;②对侧 VA 闭塞或发育不良的患者。该患者为双侧高度狭窄,因此我们积极建议患者选择支架治疗,通过放置支架可明显改善 VA 的缺血症状,降低脑梗死的发生率,而且对于技术成熟的医生来说,VA 放置支架的成功率极高。第二次是 8 月 8 日患者刚发病的时候,当时发作性左侧肢体发麻,此时可以急性动脉溶栓、急性血管成形术。根据溶栓适应证:①明显的神经功能障碍,持续 1 小时以上;②CT 提示脑干、小脑无新鲜的梗死灶;③24~72 小时以内。但是该患到达医院时已经距离此次发病 2 天,CT 出现了小脑的大面积梗死灶,因此错过了动脉溶栓和急性血管成形术的时机。

　　该患是个很遗憾的病例,在发作性缺血症状时,通过超声检查已经明确了双侧后循环动脉的严重狭窄,但是错过了两次治疗时机,最终发展到大面积小脑梗死、气管切开,放弃治疗出院。提醒我们此类患者一旦诊断双侧后循环通路存在严重狭窄,应该积极地进行支架治疗。并且也期望能建立对这种极有治疗价值但经济困难者的医疗救助系统。

参考文献

1. Alexandrov AV, Sloan MA, Tegeler CH, et al. Practice standards for transcranial Doppler (TCD) ultrasound. Part Ⅱ. Clinical indications and expected outcomes [J]. J Neuroimaging, 2012, 22:215-224.
2. Rubiera M, Cava L, Tsivgoulis G, et al. Diagnostic criteria and yield of real-time transcranial Doppler monitoring of intra-arterial reperfusion procedures [J]. Stroke, 2010, 41:695-699.
3. Cencetti S, Cultrera D. Transcranial Doppler Ultrasonography in Intensive Care [M]. Milan: Springer, 2012:413-416.
4. Heliopoulos I, Papaoiakim M, Tsivgoulis G, et al. Common carotid intima media thickness as a marker of clinical severity in patients with symptomatic extracranial carotid artery stenosis [J]. Clin Neurol Neurosurg, 2009, 111:246-250.
5. Beebe HG, Salles-Cunha SX, Scissons RP, et al. Carotid arterial ultrasound scan imaging: A direct approach to stenosis measurement [J]. J Vasc Surg, 1999, 29:838-844.
6. Stein JH, Korcarz CE, Hurst RT, et al. Use of carotid ultrasound to identify subclinical vascular disease and evaluate cardiovascular disease risk: A consensus statement from the American Society of Echocardiography Carotid Intima-Media Thickness Task Force Endorsed by the Society for Vascular Medicine [J]. J Am Soc Echocardiogr, 2008, 21:93-111.
7. Andrei V, Michael A, Lawrence KS, et al. Practice standards for transcranial Doppler ultrasound: Part 1-test performance [J]. J Neuroimaging, 2007, 17:11-18.
8. Demchuk AM, Christou I, Wein TH, et al. Accuracy and criteria for localizing arterial occlusion with transcranial Doppler [J]. J Neuroimaging, 2000, 10:1-12.
9. Arkuszewski M, Swiat M, Hurst RW, et al. Vertebral and basilar arteries: transcranial color-coded Duplex ultrasonography versus conventional TCD in detection of narrowings [J]. Neuroradiol J, 2012, 25:12-23.
10. AbuRahma AF. Bergan JJ Noninvasive Vascular Diagnosis: A Practical Guide to Therapy [M]. Milan: Springer, 2000:123-131.
11. de Riva N, Budohoski KP, Smielewski P, et al. Transcranial Doppler pulsatility index: what it is and what it isn't [J]. Neurocrit Care, 2012, 17:58-66.
12. Wilterdink JL, Feldmann E, Furie KL, et al. Transcranial Doppler ultrasound battery reliably identifies severe internal carotid artery stenosis [J]. Stroke, 1997, 28:133-136.
13. Spencer MP, Reid JM. Quantitation of carotid stenosis with continuous-wave (CW) Doppler ultrasound [J]. Stroke, 1979, 10:326-330.
14. Beach KW, Bergelin RO, Leotta DF, et al. Standardized ultrasound evaluation of carotid stenosis for clinical trials: University of Washington Ultrasound Reading Center [J]. Cardiovasc Ultrasound, 2010, 8:39.
15. Gaunt ME, Martin PJ, Smith JL, et al. Clinical relevance of intraoperative embolization detected by transcranial Doppler ultrasonography during carotid endarterectomy: a prospective study of 100 patients [J]. Br J Surg, 1994, 81:1435-1439.
16. 高山. 如何规范经颅多普勒超声诊断报告[J]. 中国卒中杂志, 2010, 5:615-625.
17. 饶明俐, 林世和. 脑血管疾病[M]. 北京: 人民卫生出版社, 2012:123-140.
18. 华扬, 高山, 吴钢, 等. 经颅多普勒超声操作规范及诊断标准指南[J]. 中华医学超声杂志, 2008, 5:2-6.
19. 邢英琦, 韩珂, 白竹, 等. 经颅多普勒超声脑血流次序改变对 MCA 慢性闭塞的诊断价值[J]. 中国老年学杂志, 2008, 28:1906-1909.
20. Consensus Committee of the Ninth International Cerebral Hemodynamic Symposium. Basic identification criteria of Doppler microembolic signals [J]. Stroke, 1995, 26:11-23.

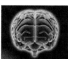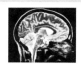

颈动脉超声（CDU）对颈部血管狭窄及闭塞的诊断已得到广泛认可，TCD 除了通过血流动力学的改变诊断颈部血管的重度狭窄和闭塞，另一个主要用途是评估颈动脉病变时颅内侧支循环的开放与通路，CDU 与 TCD 联合可起到事半功倍的效果，显著提高诊断的准确性。

第一节　颈动脉系统解剖与临床表现

一、ICA 分段

首先需要明确一下 ICA 的分段。

（一）Fischer5 分法

在脑血管造影诊断中，通常采用目前仍在通用的 Fischer1938 年提出的 ICA 分段 5 分法（图 8-1-1 右侧部分），该分段方法从 ICA 终点开始，逆血流方向以 1~5 数字标记 ICA，分别为 C1 终末段，C2 床突上段，C3 膝段，C4 海绵窦段，C5 岩骨段，该分段法逆血流方向分段，各段缺乏明确的解剖标识。

（二）Bouthillier7 分法

1996 年 Bouthillier 等提出 ICA 分段 7 分法（图 8-1-1 左侧部分），以数字（C1~C7）顺血流方向标记 ICA 全程：C1 颈段（cervical segment），C2 岩段（petrous segment），C3 破裂（孔）段（lacerum segment），C4 海绵窦段（cavemous segment），C5 床段（clinic segment），C6 眼段（ophtalmic segment）和 C7 交通段（communicating segment）。该分段法顺血流方向分段，并且各段具有明确解剖分界。

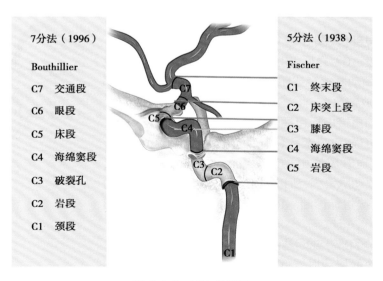

图 8-1-1　ICA 分段法

1. C1 颈段　颈段起于 CCA 分叉水平,终止于颈动脉管颅外口。
2. C2 岩段　这段 ICA 位于颈动脉管内,起于颈动脉管颅外口,终止于破裂孔后缘。
3. C3 破裂(孔)段　破裂段起于颈动脉管末端,动脉越过孔部,但不穿过这个孔,在破裂孔的垂直管内上升,向着海绵后窦,止于岩舌韧带上缘。
4. C4 海绵窦段　此段始于岩舌韧带上缘,止于近侧硬膜环。
5. C5 床段　此段起于近侧硬膜环,止于远侧硬膜环。
6. C6 眼段　该段起于远侧硬膜环,止于 PCoA 起点的紧近侧。
7. C7 交通段　交通段起于紧靠 PCoA 起点的近侧,止于 ICA 分叉处(分出 ACA 处)。

做 TCD 诊断时,为了避免采用不同分段法引起混淆,ICA 定位主要采用 4 个部位的中文名称,分别为终末段(TICA,C1)、虹吸段(包括 C2 床突上段、C3 膝部和 C4 海绵窦段)、岩段(C5)、颅外段(ICAex)。由于病变部位不同,所以 TCD 表现也有所差别,将在本章第二节中详细讲述。

二、颈动脉狭窄或闭塞的临床表现

ICA 病变的临床表现复杂多样。如果侧支循环代偿良好,可以全无症状。若侧支循环不良,可引起短暂性脑缺血发作(TIA),也可表现为 MCA 及(或)ACA 缺血症状,或分水岭梗死(位于 ACA、MCA 或 MCA、PCA 之间)。临床表现可有同侧 Horner 征,对侧偏瘫、偏身感觉障碍、双眼同侧同向性偏盲,优势半球受累可出现失语,非优势半球受累可有体象障碍。但 OA 受累时,可有单眼一过性失明,偶尔成为永久性视力丧失。颈动脉触诊发现 ICA 搏动减弱或消失,听诊可闻及血管杂音。

ICA 闭塞的主要症状和体征:
1. 可无症状(取决于侧支循环)。
2. TIA。
3. 单眼一过性黑矇、偶见永久性失明。
4. 三偏(对侧偏瘫 / 偏身感觉障碍 / 同向性偏盲)。
5. 失语症。
6. 颈动脉搏动减弱、闻及血管杂音或触及血管震颤。

第二节　颈内动脉严重狭窄与闭塞的 TCD 诊断

一、颈动脉狭窄直接及间接指标

(一) ICA 病变好发部位(图 8-2-1)

依次为 ICA 颅外段、OA 之后 /ICA 终末段(TICA)、ICA 虹吸段(CS)、岩段。TCD 诊断颈动脉狭窄或闭塞,需要判断狭窄或闭塞的部位、狭窄程度及侧支开放情况。

(二) 颈动脉狭窄的直接指标包括

局部高流速血流信号,血流紊乱(频窗填充、涡流、湍流)及血管杂音(图 8-2-2B 所示),血管闭塞则局部无血流。ICA 岩段狭窄时,由于这段 ICA 走行于颈动脉管内,所以 TCD 无法检测到狭窄部位的直接指标,需要根据间接指标诊断。ICA 其他部位狭窄均可检测到狭窄的直接指标。

(三) 颈动脉狭窄(>70%)或闭塞间接指标包括

狭窄远端呈低流速低搏动血流信号改变(图 8-2-2A),狭窄近端呈低流速高阻力血流信号改变(图 8-2-2C),侧支循环包括 ACoA、

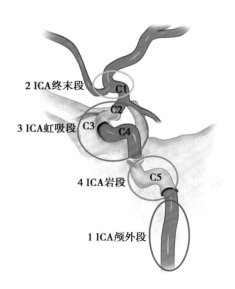

2 ICA 终末段　C1
C2
3 ICA 虹吸段　C3　C4

4 ICA 岩段　C5

1 ICA 颅外段

图 8-2-1　ICA 病变好发部位

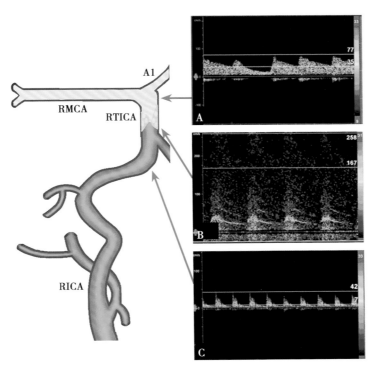

图 8-2-2 颈动脉狭窄直接指征与间接指征

PCoA、"StrA"的开放。ICA不同部位病变时,间接指标表现不同,下面将以ICA起始处病变为例,讲解间接指标。

1. ICA起始处重度狭窄或闭塞间接指标——CCA ICA由颈总动脉(CCA)发出,ICA起始处狭窄时,CCA相当于狭窄的近端,血液由CCA向ICA前行受到阻力,狭窄程度越重,阻力越大,搏动指数越高,且距离狭窄处越近,搏动指数越高,即CCA呈低流速高阻力血流信号改变。

2. ICA起始处重度狭窄间接指标——MCA和CS CS及MCA相当于ICA起始处的远端,局部狭窄导致通过的血流量减少,直接导致对管壁的支撑力降低,阻力下降,即同侧CS及MCA呈低流速低搏动血流信号改变(图8-2-3)。

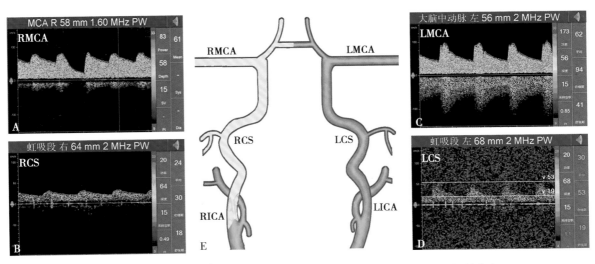

图 8-2-3 ICA起始处重度狭窄或闭塞后同侧MCA及ICA虹吸段频谱改变

A. 患侧MCA,Vs80cm/s,PI 0.52;B. 患侧CS,Vs30cm/s,PI 0.49;C. 健侧MCA,Vs94cm/s,PI 0.85;D. 健侧CS,Vs53cm/s,PI 1.1;E. 患侧与健侧同名血管相比,血流速度相对减慢,搏动指数相对减低,呈狭窄后低流速低搏动血流频谱改变

3. 侧支开放的判断

（1）ACoA 侧支开放：ACoA 位于双侧 ACA 之间，沟通左右两侧颈动脉系统。生理情况下，ACoA 里没有血液通过。当一侧颈动脉发生重度狭窄或闭塞时，两侧颈动脉压力不同，压力差导致 ACoA 开放，健侧颈动脉通过 ACoA 供应患侧 ACA 与 MCA，ACoA 开放的三个必要条件是：ACoA 存在，双侧 ACA-A1 段发育良好，ACoA 两端存在压力差。

ACoA 开放的 TCD 表现：①患侧 ACA 反向，与 MCA 方向相同；②探查到 ACoA 血流，方向从健侧到患侧；③健侧 ACA 代偿性增快；④压健侧 CCA 时，患侧 MCA 和 ACA 血流速度减慢。

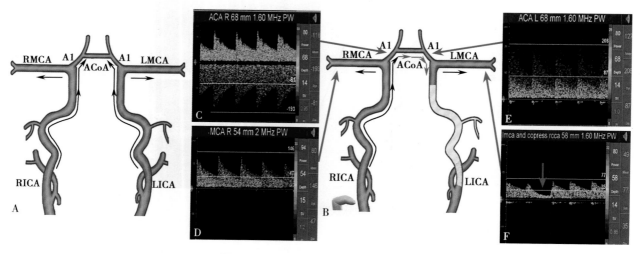

图 8-2-4　正常 ACoA 及 ACoA 开放

A. 正常情况下 ACoA，生理情况下 ACoA 不开放，ICA 供应同侧 MCA 及 ACA；B. LICA 闭塞后，两侧颈动脉压力不同，导致 ACoA 侧支开放，患侧 ICA 不能供应同侧 MCA 及 ACA，对侧 ICA 通过开放的 ACoA 供应患侧 MCA 及 ACA；C. 健侧 ACA（基线下方）Vs193cm/s，血流速度增快；D. 健侧 MCAVs146cm/s，血流速度及频谱正常；E. 患侧 ACA 血流信号反向；F. 患侧 MCA 血流方向不变，由于患侧 MCA 及 ACA 血液来源于对侧，因此做压颈试验时，压迫患侧 CCA 血流信号无改变，压迫健侧 CCA 后血流信号下降（红色箭头所示）

ACoA 开放的三个必要条件缺一不可，如果缺少一个，ACoA 就无法开放。图 8-2-5，若 ACoA 先天不存在（A 图，箭头）；双侧 ACA 的任何一侧 A1 段未发育（B 图，箭头）或发育不良（C 图，箭头）；两侧 ICA 压力差不足以使 ACoA 开放（由于其他侧支如 PCoA 开放，ECA→ICA 侧支的开放导致）。当 ICA 存在严重狭

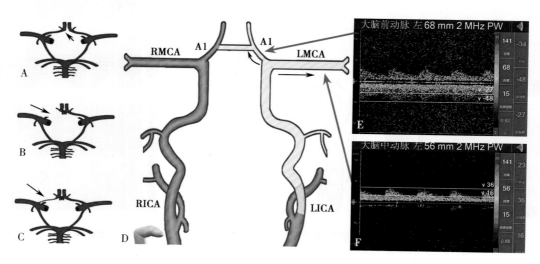

图 8-2-5　ACoA 未开放

窄或闭塞,如果以上三个必须条件缺少任何一个,则 ACoA 无法开放,而 ECA→ICA 侧支开放,此时患侧 MCA 呈低流速低搏动频谱改变(F 图),患侧 ACA 方向不变,但也呈低流速低搏动频谱改变(E 图),压迫对侧 CCA 后患侧 MCA 及 ACA 血流速度无变化。

图 8-2-4 及图 8-2-5 列举了 ACoA 是否开放 TCD 表现,如果一侧 ACA 压同侧 CCA 血流信号无改变,压对侧 CCA 血流信号下降,能否说明 ACoA 开放? 若一侧 ICA 发出双侧 ACA,当 ICA 出现重度狭窄或闭塞时,由于前交通侧支开放的通路不完整,所以 ACoA 无法开放(图 8-2-6)。因此应用 TCD 诊断判断 ACoA 是否开放时,要注意除患侧 ACA 反向外,还有一个证据是患侧 MCA 压对侧 CCA 动脉血流信号下降。

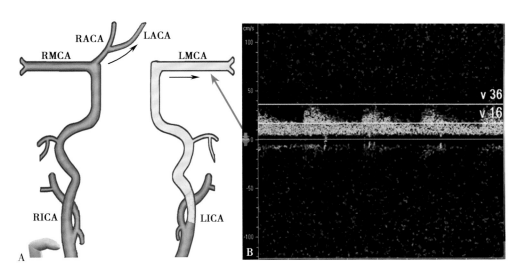

图 8-2-6　一侧 ICA 发出双侧 ACA

A. 黑色箭头为 RICA 发出两侧 ACA;B. ICA 闭塞侧 MCA,由于闭塞侧 ACA 由对侧 ICA 发出,缺少前交通开放的必要条件,因此健侧 ICA 无法通过 ACoA 供应闭塞侧 MCA,可见由 PCoA 开放或 ECA→ICA 侧支的开放供血的 MCA 血流速度减慢,压健侧 CCA 血流信号无改变

(2) PCoA 侧支开放:PCoA 作为 Willis 环组成部分,是联系前后循环的桥梁,是 TICA 与 PCA 吻合支,左右各一,也存在先天发育不良的情况。PCA 分成两段,发出 PCoA 之前的为 P1 段,发出 PCoA 之后为 P2 段,但由于血管解剖上的走行弯曲,无法单纯借助 TCD 探及频谱的血流方向来区别 P1 和 P2 段,通常朝向探头的为 P1 或 P2 段,背离探头的为 P2 段。PCoA 生理情况不开放,其内无血流通过。与 ACoA 开放的必要条件类似,PCoA 开放的三个必要条件为:PCoA 存在,患侧 PCA-P1 段发育良好,PCoA 两端存在压力差。

如图 8-2-7 所示,当一侧 ICA 存在重度狭窄或闭塞时,前后循环压力不同,PCoA 开放,后循环血液经过 PCA-P1 段、PCoA、注入患侧 MCA 及 ACA(B 图)。PCoA 开放的 TCD 表现(C~I 图):①PCA P1 段血流速度增快;②PCoA 开放,方向朝向探头,血流速度增快;③BA 血流速度增快,频谱相对正常;④双侧 VA 血流速度增快,频谱相对正常。

此外,ICA 重度狭窄或闭塞后还有其他类型的侧支开放,如皮层软脑膜动脉吻合支,皮层软脑膜动脉吻合支与 PCoA 侧支可有不同的组合,因此 TCD 表现也有所不同。如图 8-2-8 所示,正常情况下,PCoA、PCA 与 MCA 间的软脑膜侧支是潜在的通路,无血流通过(A 图);当一侧 ICA 严重狭窄或闭塞,PCoA、PCA 与 MCA 间的软脑膜侧支可各自单独开放,也可同时开放。B 图为 PCoA 开放,理论上来说,如果 P1 段与 P2 段管径相同,则 TCD 表现为 P1 段血流速度增快,而且 P1 快于 P2 段;C 图为 PCoA 未开放,而是 PCA 通过皮层软脑膜吻合支代偿性供应 ICA 远端,TCD 表现为 P1 段及 P2 段血流速度均增快;D 图为 PCoA 及皮层软脑膜动脉吻合支同时开放,供应闭塞侧 ICA 远端,TCD 表现为 P1 及 P2 血流速度均增快,但 P1 段快于 P2 段。

(3) OA 侧支开放:OA 起自 ICA 床突上段,与视神经一起经视神经管入眶,终于“滑车上动脉(StrA)”。ECA 有很多分支(包括上颌动脉、颞浅动脉、面动脉、脑膜中动脉)与其有侧支吻合。TCD 检查时所谓的

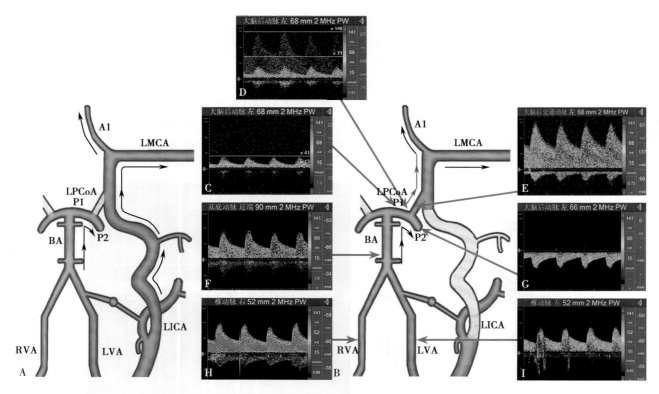

图 8-2-7　正常情况下的 PCoA 与颈动脉病变时 PCoA 开放

A. 生理情况下 PCoA 不开放,即 ICA 末端血液由同侧 ICA 供应,PCA 由 BA 供血;B. 一侧 ICA 重度狭窄或闭塞,前后循环压力不同,患侧 PCoA 开放,PCAP1 段通过 PCoA 供应患侧 ICA 末端及 MCA、ACA,BA 及双侧 VA 血流速度增快;C. 患侧 PCA P1 段;D. 仔细辨认同时显示两个频谱,一个淡蓝色流速快的频谱,为 PCoA,与 E 图为同一个血管的频谱;另一个黄色流速慢的频谱,为 PCA P1 段,与 C 图为同一个血管的频谱;E. 患侧 PCoA;F. BA 血流速度增快;G. 患侧 PCA P2 段频谱;H、I. 双侧 VA 血流速度增快

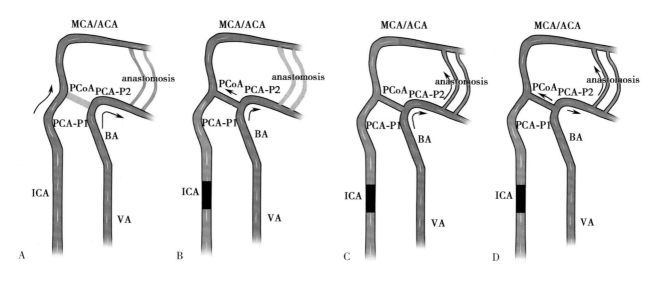

图 8-2-8　一侧 ICA 闭塞后 PCoA、PCA 与 MCA 间软脑膜侧支的开放

"StrA"为内眦部位 ECA 与 ICA 的吻合支,正常情况下 OA 及"StrA"由 ICA 供血,因此血流方向为从内向外,也就是朝向探头,但由于向颅外血管供血因此呈颅外高阻力频谱(图 8-2-9C、D)。

当一侧 ICA(发出 OA 之前)重度狭窄或闭塞时,ECA 通过其分支,以及面部与 ICA 之间的吻合支,向

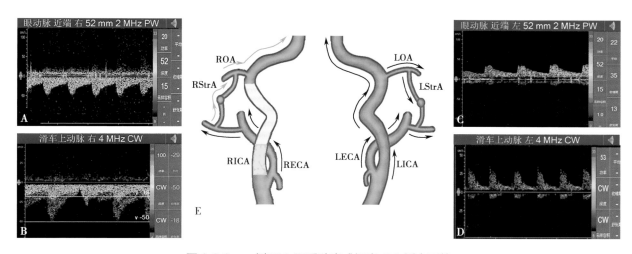

图 8-2-9 一侧 ICA 严重狭窄或闭塞 OA 侧支开放

A. 患侧 OA 为背离探头血流(与正常侧相反),血流速度轻度增快,Vs 49cm/s,搏动指数减低,呈颅内化频谱改变;B. 患侧"StrA"反向,血流速度增快,Vs 50cm/s,频谱颅内化改变,压迫同侧面动脉、颞浅动脉或下颌动脉后血流速度下降;C. 健侧 OA 为朝向探头血流,血流速度正常,Vs 35cm/s;D. 健侧"StrA"朝向探头,呈颅外化频谱

"StrA"及 OA 反向供血给 ICA 远端。图 8-2-9A、B 为 OA 侧支开放的 TCD 表现:OA 反向,血流速度增快,搏动指数减低(也称为频谱颅内化改变);和(或)"StrA"血流反向,血流速度增快,频谱颅内化改变,压迫同侧面动脉、颞浅动脉或下颌动脉后血流信号下降。

但需要注意由于 OA 可能走行弯曲,以及探头探测角度的影响,可探测到双向的 OA 血流,此时判断 OA 侧支是否开放,应该结合 OA 频谱形态的变化 - 是否出现颅内化频谱,或者通过"StrA"是否由 ECA 供血来判断。

二、ICA 不同部位严重狭窄或闭塞的 TCD 表现

(一) ICAex 严重狭窄或闭塞的 TCD 表现(图 8-2-10A)

1. 直接指征 ①ICAex 闭塞时,局部无血流信号;②ICAex 重度狭窄时,局部血流速度增快,可见涡流、湍流,声频粗糙。

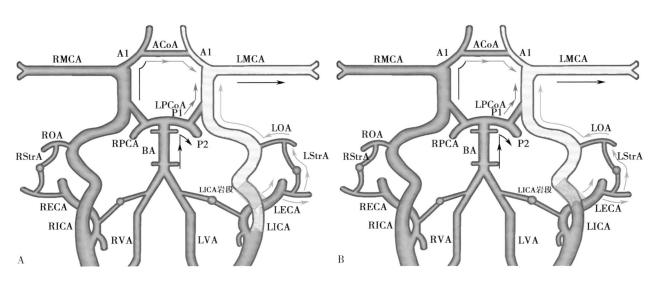

图 8-2-10 ICA 颅外段及岩段严重狭窄或闭塞时的示意图

A. ICA 颅外段病变,B. ICA 岩段病变。A 图及 B 图共同点是三个侧支(ACoA、同侧 PCoA、OA 侧支)均开放,不同之处在于:由于 B 图病变部位位于骨性结构 - 颈动脉管内,因此 TCD 及 CDU 无法检测到高速紊乱的频谱,而 A 图可检测到局部狭窄的高速紊乱频谱。注:黄色长方形代表颈动脉管

2. 间接指征　①同侧 CCA 低流速高阻力改变;②同侧 CS 及 MCA 低流速低搏动改变;③ACoA 和(或)同侧 PCoA 和(或)同侧 OA 侧支开放。

(二) ICA- 岩段严重狭窄或闭塞的 TCD 表现(图 8-2-10B)

1. 直接指征　无。

图 8-2-10B 红色箭头的黄色半透明矩形区域示意为颈动脉管,ICA 岩段走行于骨性颈动脉管内,而 TCD 无法穿透骨性结构,因此即使岩段存在严重狭窄,TCD 也无法检测到狭窄局部的高流速紊乱频谱改变。

2. 间接指征　①同侧 CCA、ICAex 低流速高阻力改变;②同侧 CS 及 MCA 低流速低搏动改变;③ACoA 和(或)同侧 PCoA 和(或)同侧 OA 侧支开放。

ICA- 岩段存在重度狭窄或闭塞与 ICAex 重度狭窄或闭塞情况类似,区别在于此时 ICAex 相当于狭窄或闭塞的近端,因此 ICAex 也呈低流速高阻力血流频谱改变。

(三) CS 严重狭窄或闭塞的 TCD 表现(图 8-2-11A)

1. 直接指征　①如果 CS 闭塞,则眼窗检测的虹吸段无血流;②如果 CS 重度狭窄,则眼窗检测的虹吸段血流速度增快、可见涡流湍流、声频粗糙。

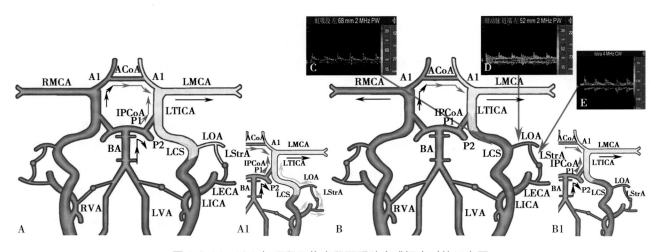

图 8-2-11　ICA 虹吸段及终末段严重狭窄或闭塞时的示意图

A. ICA 虹吸段病变;B. ICA 终末段病变。A 图及 B 图共同点为 ACoA 开放,不同之处有两点:①A 图同侧 PCoA 开放,而 B 图同侧 PCoA 无法开放;②眼窗检测的虹吸段血流明显不同,A 图可检测到高速紊乱频谱,B 图检测的为低流速高阻力频谱

2. 间接指征　①同侧 CCA、ICAex 低流速高阻力改变;②同侧 MCA 低流速低搏动改变;③ACoA 和(或)同侧 PCoA 开放。

CS 重度狭窄时,TCD 可在眼窗探测到高流速紊乱血流信号,如果闭塞则探测不到血流信号。通常虹吸段狭窄或闭塞累及 OA,因此 OA 侧支不开放,仅 ACoA 及同侧 PCoA 可能开放。但如果狭窄比较局限(图 8-2-11A1),位于发出 OA 之前海绵窦段附近,那么 OA 开放的通路(血流通过 OA 流向 TICA)是通畅的,因此 OA 侧支也可能开放(图 8-2-11A1 红色原点所示)。

(四) TICA 严重狭窄或闭塞 TCD 表现(图 8-2-11B)

1. 直接指征　①如果 TICA 闭塞,则颞窗检测的 TICA 段无血流;②如果 TICA 重度狭窄,则颞窗检测的 TICA 血流速度增快、可见涡流湍流、声频粗糙。

2. 间接指征　①同侧 ICAex、CS 低流速高阻力改变;②同侧 MCA 低流速低搏动改变;③ACoA 开放。

由于 TICA 发出 PCoA,所以 TICA 重度狭窄或闭塞时,如果病变部位位于发出 PCoA 之后,或者病变部位长累及后交通开口,则 PCoA 开放的路径不全,所以 PCoA 无法开放。但如果病变位置比较局限,位于发出 OA 之后,以及发出 PCoA 之前的位置(图 8-2-11B1),那么 PCoA 开放的路径完全(血液从 PCoA 供给 ICA 终末段),则 PCoA 可开放。

图 8-2-11B 为 TICA 闭塞的示意图,图 C、D、E 分别为病变侧的 CS、OA、及 "StrA" TCD 血流频谱,当 ICA 发出 OA 之后闭塞时,OA 未受到累及,因此 OA 及 "StrA" 血流频谱正常,CS 相当于狭窄的近端,呈高阻力频谱改变,由于血液流到闭塞处没有出路,则直接流向 CS 的分支 -OA,此时 OA 为 CS 的延续,所以虹吸段与 OA 血流频谱一致。

在判断 ICA 病变部位——是发出 OA 之前还是发出 OA 之后存在重度狭窄或闭塞时,眶窗检测的 CS 血流成为问题的关键点。如果 ICA 发出 OA 之前的重度狭窄或闭塞,CS 为病变的远段,因此 CS 呈低流速低搏动血流信号改变;而 ICA 发出 OA 之后的重度狭窄或闭塞,CS 为病变的近段,CS 呈低流速高阻力血流信号改变(表 8-2-1)。

表 8-2-1　ICA 不同部位重度狭窄或闭塞虹吸段血流速度和搏动指数的改变(X±s)

虹吸段	患侧 SPV(cm/s)	患侧 PI	健侧 SPV(cm/s)	健侧 PI
OA 之前 ICASO	50.3 ± 24.9**	0.7 ± 0.8* ▲▲	84.4 ± 35.0	1.0 ± 0.3
OA 之后 ICASO	48.4 ± 16.1**	1.6 ± 0.18**	74.4 ± 15.5	1.1 ± 1.5

注:ICASO:ICA 严重狭窄或闭塞;* 与健侧比较 $P<0.05$;** 与健侧比较 $P<0.01$;▲▲ 与 OA(OA)发出之后的 ICASO 的 PI 比较 $P<0.01$(邢英琦,2006)

判断 ICA 病变部位另一个关键点是 OA 和 "StrA" 的频谱改变。如果 OA 反向,和(或)"StrA" 在压迫同侧面动脉、颞浅动脉 / 下颌动脉下降,则考虑病变部位为发出 OA 之前;如果 OA 方向正常,"StrA" 在压迫同侧面动脉、颞浅动脉 / 下颌动脉升高或不变,则考虑为发出 OA 之后的 ICA 重度狭窄或闭塞可能性更大。

第三节　颈总动脉严重狭窄与闭塞的 TCD 诊断

一、直接指征

①如果 CCA 闭塞,则局部无血流;②如果 CCA 重度狭窄,局部血流速度增快、可见涡流湍流、声频粗糙。

二、间接指征

①同侧 ICAex、CS、TICA、MCA 低流速低搏动改变;②ACoA 和(或)同侧 PCoA 开放;③OA、"StrA" 血

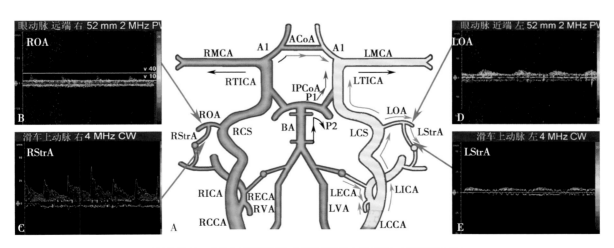

图 8-3-1　CCA 严重狭窄或闭塞后 OA 及 "StrA" 频谱改变

A. LCCA 闭塞,LECA 与 ICA 内压力下降,VA、对侧 ECA 的血液通过颈部的吻合支向 LECA 注入,通过颈动脉分叉处,进入 LICA;B. 正常 OA,朝向探头,呈颅外化频谱;C. 正常 "StrA" 朝向探头,呈颅外化频谱;D. 患侧 OA 仍由 ICA 供血,朝向探头,但血流低平;E. 患侧 "StrA" 仍由 ICA 供血,朝向探头,血流极低

流方向正常,但流速减慢,搏动指数减低,为低平血流信号,或者检测不到血流。

CCA 严重狭窄或闭塞后,不仅影响 ICA 血管,还影响到 ECA 血供,此时 ECA 与 ICA 之间无压力差,因此 OA 侧支无法开放,OA 及 "StrA" 仍由 ICA 供血,但为狭窄远端频谱改变,表现方向正常,血流信号低平(图 8-3-1),压迫同侧面动脉、颞浅动脉和(或)上颌动脉后,血流速度升高或不变。

第四节　颈动脉严重狭窄与闭塞病例分析

病例一

【病史】

患者,男性,42 岁。因右眼视物模糊 3 个月到眼科就诊。

既往史:18 岁时患鼻咽癌,手术后行放疗 3 个月。吞咽困难 2~3 年,有时饮水呛咳。吸烟 24 年,每日 7 支。

查体:神经系统查体无异常。

【颈动脉超声】

颈动脉超声提示(图 8-4-1):双侧 CCA 闭塞(图 A 白色箭头,左侧全程闭塞;图 B 所示右侧远段闭塞,白色箭头为单峰的血流信号);双侧 ECA 血流反向,绕过颈动脉分叉处注入 ICA(图 C、D)。

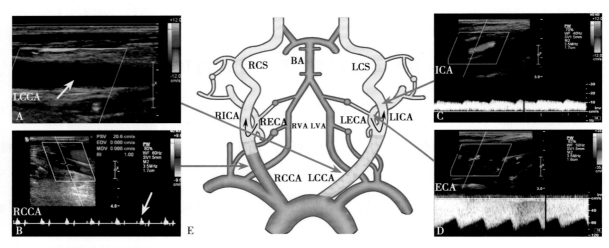

图 8-4-1　病例一:颈动脉超声图像

A. LCCA 内可见均匀稍低回声物质填充,彩色多普勒未见血流通过,提示 LCCA 闭塞;B. RCCA 近段和中段可见稀疏的血流信号,呈单峰样改变,远段可见均匀稍低回声物质填充,提示 RCCA 远段闭塞;C. 双侧的 ICA 血流速度均减慢,搏动指数减低;D. 双侧的 ECA 血流均反向,频谱颅内化改变,血流绕过颈动脉分叉处,注入 ICA

【TCD 诊断】

1. TCD 描述(图 8-4-2):

双侧大脑中动脉血流速度减慢,搏动指数减低,压迫双侧 CCA 后,血流速度均无改变;

双侧大脑前动脉血流速度减慢,搏动指数减低;

双侧大脑后动脉血流速度增快,频谱形态正常,考虑代偿;

双侧颈内动脉虹吸段血流速度减慢,搏动指数减低;

双侧枕动脉血流速度轻度增快,呈颅内化频谱改变;

双侧椎动脉及基底动脉增快,频谱形态正常,考虑代偿。

2. TCD 提示:

结合颈动脉超声

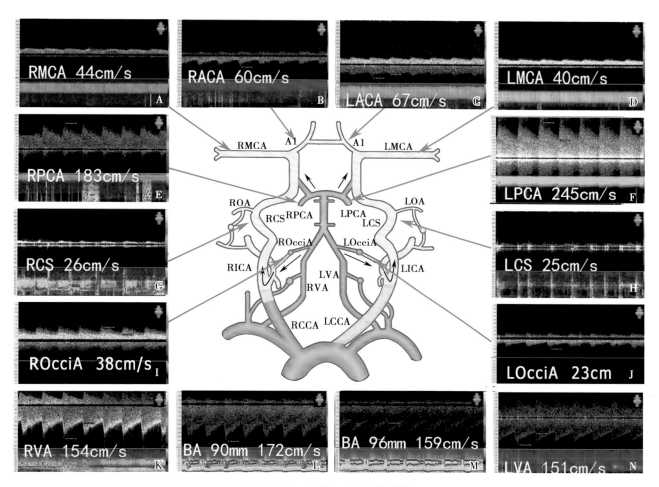

图 8-4-2 病例一:TCD 频谱图

A~D. RMCA、RACA、LACA、LMCA 呈低流速低搏动改变;E、F. 双侧 PCA 血流速度增快,频谱形态正常,考虑为代偿性增快;
G、H. 双侧 CS 均呈低流速低搏动改变;I、J. 双侧枕动脉血流速度轻度增快,频谱颅内化改变;K~N. 双侧 VA 及 BA 血流速度
增快,频谱形态正常,考虑代偿

双侧颈总动脉闭塞

双侧椎动脉及基底动脉通过枕动脉、大脑后动脉向前循环代偿供血

【讨论】

鼻咽癌是头颈部肿瘤常见类型之一,男性多于女性。放射治疗是鼻咽癌的重要治疗方法之一,通过放射治疗 30%~40% 的鼻咽癌患者能长期生存。但是放射治疗对放射区域及其远隔部位会引起损伤,颈动脉狭窄或闭塞是颈部放疗后一种迟发的并发症,这种并发症增加脑卒中的风险,导致患者病死率上升。Bitzer 等认为放疗导致血管狭窄或闭塞的病理生理机制是受累血管的内膜纤维性增厚和内皮增生,肌内膜细胞增殖。其分子学机制可能是照射诱发的炎性反应引起上皮细胞、细胞因子及生长因子的改变,最终导致血管壁的增厚,管腔狭窄或闭塞。另外,滋养血管闭塞引起管壁缺血是放疗后引起血管狭窄或闭塞的间接作用机制。放疗后随着时间的增加血管病变的发生率也增加。即使在适度的放射剂量下,动脉狭窄仍可在长期随访中发现。接受头颈部放疗超过 5 年的患者患严重颈动脉狭窄或闭塞的危险性显著增加。

本例患者为男性,18 岁时患鼻咽癌,接受了 3 个月的放疗,至今存活 24 年,已经达到临床痊愈。但是近期出现头颈部血管缺血的症状,检查发现双侧 CCA 均闭塞,没有高血压等常见的动脉粥样硬化高危因素,颈动脉彩超没有发现粥样斑块的证据,考虑与放疗后动脉损伤有关。国内报道的鼻咽癌放疗后动脉严重狭窄也在放疗后 6~11 年被诊断。我们报道的该患距离放疗时间更长,为放疗后 24 年才出现。但是这些患者都是出现了脑颈部血管缺血症状才到医院就诊,此时多已经进展到大动脉的严重狭窄或闭塞,治疗上也比较棘手。提醒我们应该重视放疗后的颈部血管狭窄或闭塞的出现,早期进行颈部动脉超声检查,以早期诊断,早期治疗,防止血管病变进一步加重。

　　本例的诊断过程中,既往是否有放疗的病史是最有价值的信息,但由于患者多已经为放疗后数年才出现脑缺血症状,所以患者通常会忽视数年前的病史,医生一定要注意详细询问该病史。此外,颈部动脉超声可以清晰地显示病变部位、管腔内的内中膜增厚、回声改变及颈部动脉狭窄或闭塞的情况,TCD 可以显示颅内动脉的侧支代偿情况,二者结合不仅可以诊断病变的发生部位、侧支的代偿情况,而且结合病史及超声上的表现,可以明确病变的原因。在鼻咽癌后及早的定期随访血管情况,颈部动脉超声及 TCD 应作为首选的检查手段。

(吉林大学第一医院　邢英琦)

病例二

【病史】

　　患者,男性,37 岁,发作性左侧肢体活动不灵伴头痛。

　　既往健康。

　　血压:120/70mmHg,查体无任何体征。

【TCD 诊断】

　　2005 年 11 月,见图 8-4-3。

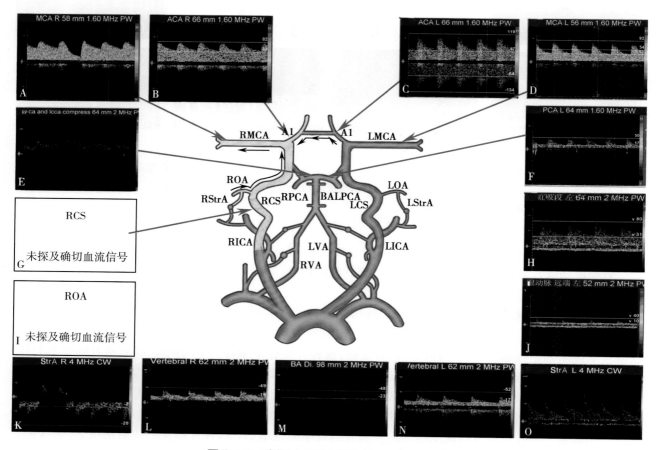

图 8-4-3　病例二:TCD 频谱(2005 年 11 月)

A. RMCA 血流速度正常,但搏动指数较对侧减低,压迫同侧 CCA 后 RMCA 血流速度无改变,压迫对侧 CCA 后血流信号下降,证实为 ACoA 开放;B. RACA 血流信号反向;C. LACA 血流速度增快;D. LMCA 血流速度及频谱形态正常;E. RPCA,在压迫 LCCA 后血流速度增快,证实为 PCoA 存在;F. LPCA 血流速度及频谱形态正常;G. 未探及 RCS 血流;H. LCS 血流速度及频谱形态正常;I. 未探及 ROA;J. LOA 血流速度及频谱形态正常;K. "RStrA"血流反向,频谱颅内化,压同侧颞浅动脉及下颌动脉血流下降,证实右侧 ECA→ICA 侧支开放;L~N. 双侧 VA 及 BA 血流速度及频谱形态正常;O. "LStrA"朝向探头,压迫同侧颞浅动脉及下颌动脉后血流升高,说明 LStrA 血供来源正常,由 LICA 供血

1. TCD 描述

（1）右侧大脑中动脉呈相对低流速低搏动改变,压迫同侧颈总动脉后血流无改变,压迫对侧颈总动脉后血流下降,证实前交通动脉开放;

右侧大脑前动脉反向,压迫对侧颈动脉后血流下降;

右侧大脑后动脉血流速度及频谱形态正常;

未探及右侧眼动脉血流信号;

未探及右侧颈内动脉虹吸段血流信号;

右侧"滑车上动脉"血流反向,频谱颅内化,压同侧颞浅动脉及下颌动脉血流下降,证实右侧颈外→颈内动脉侧支开放。

（2）左侧大脑中动脉血流速度及频谱形态正常;

左侧大脑前动脉血流速度轻度增快,频谱形态正常,符合代偿血流改变;

左侧大脑后动脉血流速度及频谱形态正常;

左侧眼动脉血流速度、血流方向及频谱形态正常;

左侧颈内动脉虹吸段血流速度及频谱形态正常;

左侧"滑车上动脉"朝向探头,压迫同侧颞浅动脉及下颌动脉后血流升高,说明左侧颈外 - 颈内动脉之间存在侧支,但并未开放。

（3）双侧椎动脉及基底动脉血流速度及频谱形态正常。

2. TCD 提示:

右侧颈动脉发出眼动脉之前重度狭窄或闭塞

前交通动脉开放

右侧颈外→颈内动脉侧支开放

【颈动脉超声】

2005 年 11 月,见图 8-4-4。

颈动脉超声提示:

右侧颈内动脉起始处闭塞（考虑夹层可能性大）

【随访】

2007 年 5 月,见图 8-4-5。

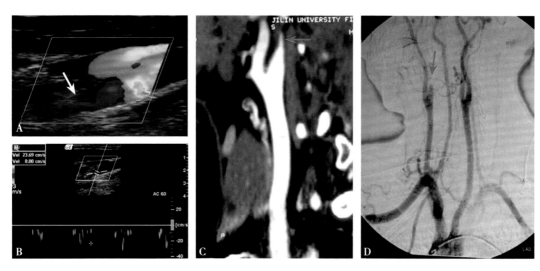

图 8-4-4　病例二:颈动脉超声、CTA 和 DSA

A. 颈动脉超声彩色血流未见通过,ICA 起始处可见鼠尾征（白色箭头）及红 - 蓝相间开 - 关征;B. 频谱可见收缩期流速减慢,舒张期血流消失;C. CTA 上红色箭头为 ICA 闭塞处的鼠尾征;D. DSA 上红色箭头为 ICA 闭塞处鼠尾征,证实为 ICA 起始处闭塞

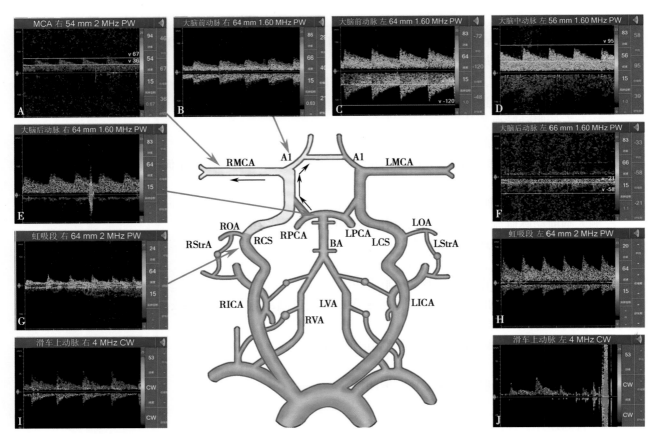

图 8-4-5　病例二：随访 TCD 频谱(2007 年 5 月)

A. RMCA 呈相对低流速低搏动改变，Vs 67cm/s，PI0.67，压迫双侧 CCA 后血流均无改变，考虑前循环由后循环代偿供血；B. RACA(基线下方)呈相对低流速低搏动改变；C. LACA(基线下方)血流速度及频谱形态正常；D. LMCA 血流速度及频谱形态正常；E. RPCA 血流速度轻度增快，频谱形态正常；F. LPCA 血流速度及频谱形态正常；G. RCS 血流速度减慢，搏动指数增高，呈相对低流速高阻力改变；H. LICA 虹吸段血流速度及频谱形态正常；I. "RStrA"血流方向、血流速度及频谱形态正常；J. "LStrA"血流方向、血流速度及频谱形态正常

1. TCD 描述

(1) 右侧大脑中动脉呈相对低流速低搏动改变，压迫同侧颈总动脉后血流无改变，压迫对侧颈总动脉后血流也无改变，证实前交通动脉并未开放，考虑由后循环向前循环代偿供血；

右侧大脑前动脉血流方向正常，压迫双侧颈总动脉后血流均无下降；

右侧大脑后动脉血流速度增快，频谱形态正常，考虑后交通动脉开放；

右侧颈内动脉虹吸段呈相对低流速高阻力改变；

右侧"滑车上动脉"血流方向正常，频谱形态正常，压同侧颞浅动脉及下颌动脉血流升高，证实仍由颈内动脉供血。

(2) 左侧大脑中动脉血流速度及频谱形态正常；

左侧大脑前动脉血流速度轻度增快，频谱形态正常；

左侧大脑后动脉血流速度及频谱形态正常；

左侧眼动脉血流速度、血流方向及频谱形态正常；

左侧颈内动脉虹吸段血流速度及频谱形态正常；

左侧"滑车上动脉"朝向探头，血流速度及频谱形态均正常。

(3) 双侧椎动脉及基底动脉血流速度轻度增快，频谱形态正常。

2. TCD 提示：

右侧颈内动脉发出眼动脉之后闭塞

右侧后交通动脉开放

【随访】

2008 年 12 月,见图 8-4-6。

1. TCD 描述

(1) 右侧大脑中动脉呈相对低流速改变,压迫同侧颈动脉后血流下降,压迫对侧颈动脉后血流无改变,证实右侧大脑中动脉由同侧颈动脉供血;

右侧大脑前动脉血流方向正常,血流速度相对减慢,压迫同侧颈动脉后血流下降,压迫对侧颈动脉后血流无改变,证实由同侧颈内动脉供血;

右侧大脑后动脉血流速度及频谱形态正常;

左侧眼动脉血流速度、血流方向及频谱形态正常;

右侧颈内动脉虹吸段血流速度及频谱形态大致正常;

右侧"滑车上动脉"血流方向正常,频谱形态正常,压同侧颞浅动脉及下颌动脉血流升高,证实仍由颈内动脉供血。

(2) 左侧大脑中动脉血流速度及频谱形态正常;

左侧大脑前动脉血流速度轻度增快,频谱形态正常;

左侧大脑后动脉血流速度及频谱形态正常;

左侧眼动脉血流速度、血流方向及频谱形态正常;

左侧颈内动脉虹吸段血流速度及频谱形态正常;

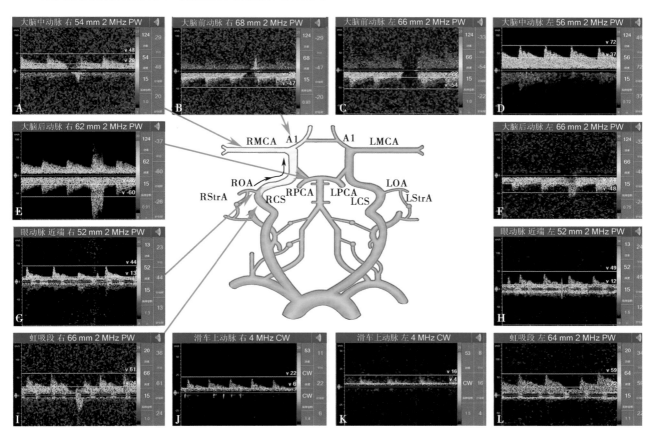

图 8-4-6　病例二:随访 TCD 频谱(2008 年 12 月)

A. RMCA 血流速度减慢,搏动指数正常,Vs48cm/s,PI 1.0,压迫同侧 CCA 后血流下降,压迫对侧 CCA 后血流无改变,证实为同侧供血;B. RACA(基线下方)血流速度相对减慢,搏动指数正常,压颈试验证实为同侧供血;C. LACA(基线下方)血流速度及频谱形态正常;D. LMCA 血流速度及频谱形态正常;E. RPCA 血流速度及频谱形态正常;F. LPCA 血流速度及频谱形态正常;G. ROA 血流方向、血流速度及频谱形态正常;H. LOA 血流方向、血流速度及频谱形态正常;I、L. 双侧 CS 血流速度正常及搏动指数正常,压颈试验证实均为同侧供血;J、K. 双侧"StrA"血流方向、血流速度及频谱形态正常左侧"滑车上动脉"朝向探头,血流速度及频谱形态均正常。

(3) 双侧椎动脉及基底动脉血流速度及频谱形态正常。

2. TCD 提示

结合 2005 年 11 月及 2007 年 5 月 TCD 结果,考虑右侧颈内动脉闭塞后再通。

【头 MRA 结果】

见图 8-4-7。

头 MRA 提示:

右侧颈内动脉虹吸段狭窄,右侧颈内动脉起始段考虑夹层。

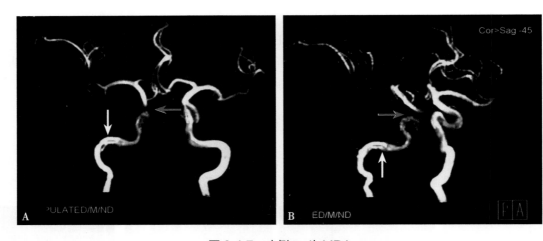

图 8-4-7　病例二:头 MRA

注:白色箭头颈内动脉管腔内呈线样改变,考虑动脉夹层;红色箭头为颈内动脉虹吸段狭窄

【讨论】

见图 8-4-8。

该病例 2005 年初次发病时诊断为 RICA 起始处闭塞,之后逐渐好转,2 年后为 RICA 发出 OA 之后重度狭窄或闭塞,3 年后为 RICA 虹吸段重度狭窄,是一个颈动脉夹层后逐渐修复,恢复好转动态演变的病例。有趣的是由于压力平衡在不断变化,代偿的侧支也在不断变化中,第一次为 ACoA 及 ECA-ICA 侧支供血,2 年后为后循环向前循环供血,3 年后为同侧 ICA 恢复供血。

该病例最初在 2005 年做颈动脉超声检查时,即发现了 ICA 起始处闭塞,但忽视了病因的判断。当时也做了 CTA、DSA,均只诊断了 RICA 闭塞,而未考虑到夹层。在之后的随访过程中,病情不断变化,才明确了动脉夹层的诊断。再看当年(2005 年)的临床资料是发作性肢体活动不灵伴头痛,只有 37 岁,没有任何动脉硬化的危险因素,颈部动脉也未发现斑块,而且颈动脉超声上可以见到典型的鼠尾征改变,CTA 和 DSA 更是进一步确认了动脉夹层的存在。动脉夹层不同于动脉粥样硬化导致的狭窄,随着内膜的撕裂,会出现双腔征、壁内血肿形成(多表现为线样征)、血管闭塞(鼠尾征)等影像学改变,给予抗凝或抗血小板治疗后,夹层可以修复,血管恢复再通。因此,我们在实际操作过程中要根据蛛丝马迹,定位责任血管、病变部位,并要尽力去进行病因学判断,鼠尾征(火焰征)、线样征、双腔征均是夹层在超声上的典型表现,超声在随访中,也可以发现其他检查无法发现的动态改变。

TCD 诊断 ICA 病变的优点在于可以相对精确的定位病变的部位,判断侧支循环代偿途径,发现特殊的血流现象以及监测到实时脱落的微栓子信号。缺点在于无法明确病变的性质,不能明确病变的范围、狭窄局部的情况,但颈动脉超声与 TCD 联合应用可弥补这些不足之处,能够做到判断狭窄血管、狭窄部位、侧支代偿,并进行病因学判断,增加诊断的准确性。

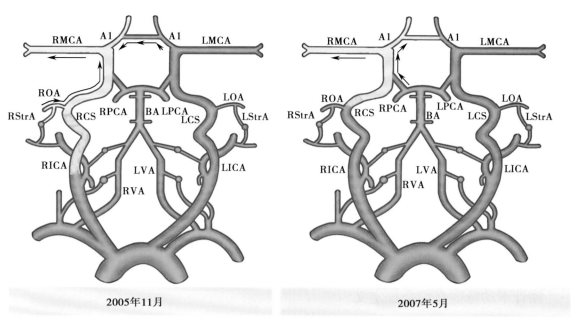

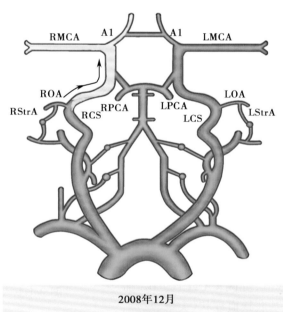

图 8-4-8　病例二：连续随访示意图

2005 年 11 月 RICA 起始处闭塞，闭塞处呈鼠尾征，可疑动脉夹层；2007 年 5 月夹层逐渐修复，RICA 颅外段再通，但 RICA 发出 OA 之后仍然闭塞；2008 年 12 月，夹层进一步修复，RICA 再通，但仍遗留 RICA 虹吸段狭窄

（吉林大学第一医院　邢英琦　提供病例）

参考文献

1. 华扬. 实用颈动脉与颅脑血管超声诊断学［M］.北京：科学出版社，2002.
2. 高山，等. ICA 严重狭窄或闭塞后 CCA 和 ICA 虹吸部的改变［J］.中国超声医学杂志，2000，16（4）：272-276.
3. 邢英琦，等. 颈动脉严重狭窄或闭塞的脑血流动力学改变［J］.中风与神经疾病杂志，2006，23（3）：284-286.
4. 郑宇，等. 颈动脉严重狭窄或闭塞对颅内循环的影响［J］.中国医学影像技术，2005.
5. 高山，等. TCD 对 ICA 狭窄患者颅内侧支循环的评价——一项与脑血管造影的比较研究［J］.中国超声医学杂志，1999，15（4）：283-286.

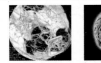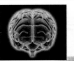

第九章

锁骨下动脉盗血综合征

第一节　锁骨下动脉盗血综合征相关临床知识

一、锁骨下动脉盗血综合征定义

SubA 盗血综合征（subclavian steal syndrome，SSS）：是一侧 SubA 或无名动脉发出 VA 之前狭窄或闭塞，因虹吸作用引起患侧 VA 血流逆流入 SubA，健侧 VA 血流也部分被盗取，经患侧 VA 进入 SubA，供应患侧上肢，从而引起椎基底动脉供血不足症状（图 9-1-1）。病因主要是动脉粥样硬化，其次是大动脉炎，少部分可能与外伤有关。

二、锁骨下动脉盗血综合征的症状和体征

（一）SubA 盗血综合征的症状

SubA 盗血综合征与 SubA 闭塞或者近端狭窄引起的血流动力学相关。因 SubA 既是上肢动脉也是 VA 的供血动脉，故其病变不仅引起上肢血流异常，而且导致椎基底动脉供血障碍，发生缺血性脑血管病。

1. 椎基底动脉缺血症状　SubA 近心端的狭窄或闭塞，导致患侧 VA 内灌注压力降低，健侧 VA 或 / 及 BA 血流逆流入患侧 VA，从而出现椎基底缺血症状（头晕、眩晕、晕厥、共济失调）。

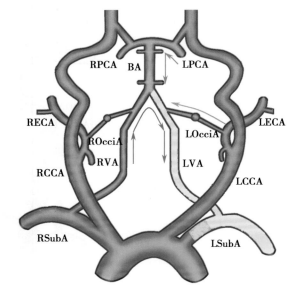

图 9-1-1　SubA 盗血综合征示意图

2. 上肢缺血症状　SubA 近心端的狭窄或闭塞导致其供血远端 - 患侧上肢动脉缺血症状（患肢酸软、乏力、疼痛、发凉、发沉），特点是活动患肢后，椎基底动脉及上肢缺血症状加重。

3. 有文献报道，应用胸廓内动脉 - 冠状动脉搭桥术者（胸廓内动脉是 SubA 的分支），如果 SubA 出现重度狭窄或闭塞，则活动患侧上肢后会诱发心绞痛。

（二）SubA 盗血综合征的体征

1. 杂音　血液在血管里经狭窄处流至较宽大处会产生漩涡引起血管壁震动从而导致杂音，所以当 SubA 狭窄时，于锁骨上窝可闻及杂音，但闭塞时杂音消失。

2. 脉搏不对称　患侧桡动脉搏动减弱或无脉。

3. 血压不对称　患肢血压下降，以收缩期为主，两上肢血压差增大，超过 20mmHg，注意血压差不但与狭窄程度相关，也与代偿是否充分相关。代偿充分时，即使重度狭窄也不会出现血压不对称（但会有杂音）。

三、锁骨下动脉盗血综合征的治疗

(一) 内科治疗

无症状者给予抗血小板药物治疗。

(二) 血管内介入治疗

血管内支架置入术或球囊扩张术,适应证是有症状的 SubA 狭窄。

(三) 搭桥术

包括腋动脉 - 腋动脉人工血管搭桥术,颈动脉 -SubA 人工血管搭桥术,升主动脉 - 双侧 SubA 人工血管搭桥术,适应证是有症状的 SubA 闭塞。

大多数 SubA 综合征的患者无或者很少有临床症状,只需要采用内科保守治疗。当症状影响患者的生活质量时,才应该考虑血管内介入治疗或者外科治疗。

第二节　锁骨下动脉盗血综合征的 TCD 诊断

一、锁骨下动脉盗血综合征的超声诊断

(一) 间接指征

通过 VA 的血流频谱、方向,判断是否存在盗血、盗血程度及盗血通路;

(二) 直接指征

通过颈动脉超声检查 SubA、无名动脉、VA 开口处是否存在狭窄或闭塞。

如果仅仅检查 TCD,则根据 VA 的频谱,可判断盗血程度、参与盗血的通路,并可用 4MHz 探头在锁骨上窝处探及 SubA 狭窄或闭塞的血流频谱。需要强调,如果 VA 是收缩期切迹的频谱(即 I 期盗血,也称隐匿型盗血),除了可能是 SubA 或者无名动脉存在狭窄,开口处存在重度狭窄或闭塞也可能是原因之一。

二、锁骨下动脉盗血综合征的 TCD 诊断

包括:①盗血程度;②盗血通路;③束臂试验。进一步明确是否存在盗血及盗血通路。

(一) 是否存在盗血及盗血程度(图 9-2-1)

正常情况下,双侧 SubA 及 VA 内压力是平衡的,且 SubA 与同侧 VA 存在压力梯度,顺序是:SubA>VA 起始处(蓝色圆点)> 椎基底动脉汇合处(绿色圆点)>BA(A 图 -a)。当 SubA 狭窄,VA 内压力变化导致 VA 的血流方向发生了相应的变化,相应的 VA 频谱也发生了变化。具体过程如下:

无盗血:SubA 狭窄,其远段的 VA 内血流灌注压力降低,但仍维持着同侧的压力梯度及双侧的压力平衡,TCD 仅表现为 VA 血流速度减慢,频谱形态正常或者频峰圆钝,峰时延长,呈狭窄后低搏动改变(B 图 -a)。

I 期盗血(隐匿性盗血):SubA 狭窄到一定程度,收缩期患侧 VA 两端正常压力平衡被打破(即 VA 起始处的压力大于椎基底动脉汇合处),收缩期早期时,椎基底动脉汇合处的压力高于 VA 起始处;收缩期少部分血流反向,但收缩期大部分和整个舒张期血流方向正常(A 图 -b),即为 I 期盗血(也称为隐匿型盗血),VA 频谱表现为收缩期切迹(B 图 -b)。

II 期盗血(不完全盗血):SubA 狭窄进一步加重,收缩期时,椎基底动脉汇合处的压力明显高于 VA 起始处,收缩期血流反向,舒张期血流正向,表现为收缩期血流由椎基底动脉汇合处流向 VA 起始处,舒张期血流由 VA 起始处流向椎基底动脉汇合处(A 图 -c),即为 II 期盗血(也称为不完全盗血),VA 频谱为收缩期反向,舒张期正向(B 图 -c)。

III 期盗血(完全盗血):SubA 极重度狭窄或闭塞,整个心动周期,椎基底动脉汇合处的压力均高于 VA 起始处,故无论收缩期还是舒张期,VA 血流都反向,均由椎基底动脉汇合处流向 VA 起始处(A 图 -d),即

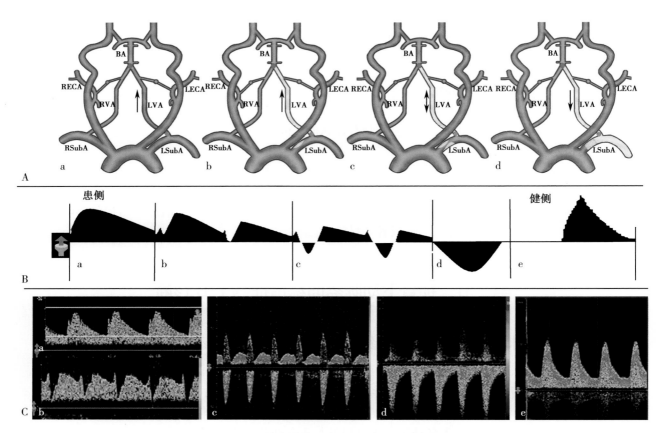

图 9-2-1　SubA 盗血综合征的 TCD 频谱及盗血机制示意图

A. SubA 狭窄程度、椎基底动脉汇合处(绿色圆点)及 VA 开口处(蓝色圆点)的压力梯度的改变及患侧 VA 的血流方向,三者之间的相关性。B. 患侧及健侧 VA 频谱的示意图。B-a. VA 频峰圆钝,峰时延长;B-b. VA 收缩期切迹;B-c. VA 双向血流信号,收缩期反向,舒张期正向;B-d. VA 血流全部反向(均位于基线下);B-e. 健侧 VA 代偿性血流增快;C. SubA 盗血时患侧 VA 的 TCD 频谱;C-a. VA 收缩期小切迹;C-b. 收缩期深切迹,切迹深至接近基线水平;C-c. VA 双向血流信号,收缩期反向,舒张期正向;C-d. VA 血流信号全部反向;C-e. 健侧 VA 血流速度增快,搏动指数增高,是代偿频谱

为Ⅲ期盗血(也称为完全盗血),VA 频谱为血流信号全部反向(B 图 -d)。

（二）盗血通路

最常见的盗血通路是:健侧 VA-患侧 VA 通路(椎 - 椎通路)。当其代偿不成分时,其他盗血通路会开放,包括:BA-患侧 VA 通路(基底 - 椎通路),PCA-BA-患侧 VA,枕动脉 - 患侧 VA 通路(枕 - 椎通路)。

1. 椎 - 椎通路　SubA 盗血时,VA-VA 通路是最常见的代偿途径,如图 9-2-2 所示血流从健侧 VA→椎基底结合处→患侧 VA→患侧上肢。健侧 VA:代偿性血流速度增快,且搏动指数明显增高,介于颅内与颅外之间。患侧 VA 出现Ⅰ、Ⅱ、Ⅲ期盗血频谱改变。如果此通路代偿充分,患者可不出现任何临床症状。

2. 基底 - 椎通路　当 VA-VA 通路由于某种原因(比如健侧 VA 纤细、严重狭窄或闭塞、健侧 SubA 严重狭窄或闭塞)代偿不充分,就可能启动 BA-VA 通路。如图 9-2-3 所示,此时血流从 BA→椎基底动脉结合处→患侧 VA→患侧上肢动脉。参与盗血的 BA,其盗血频谱多表现为收缩期切迹或者收缩期反向、舒张期正向频谱。如果此通路启动,患者通常会出现后循环缺血的表现,也有文献报道,此通路开放的患者出现后循环缺血的几率增高。有时由于盗血严重,可能出现 PCA→BA→椎基底结合处→患侧 VA→患侧上肢动脉的盗血途径,PCA 可表现为隐匿性盗血或者切迹。

3. 枕 - 椎通路　当 VA-VA 通路代偿不充分,可启动枕动脉 -VA 通路,如图 9-2-4 所示,血流由 ECA→枕动脉→患侧 VA→患侧上肢动脉。参与盗血的枕动脉变现为血流速度较对侧增快。当 VA-VA 通路代偿不充分(如一侧 VA 发育不良、VA 或 SubA 病变时),则会出现 BA 或枕动脉代偿途径,或同时出现两条代偿途径。

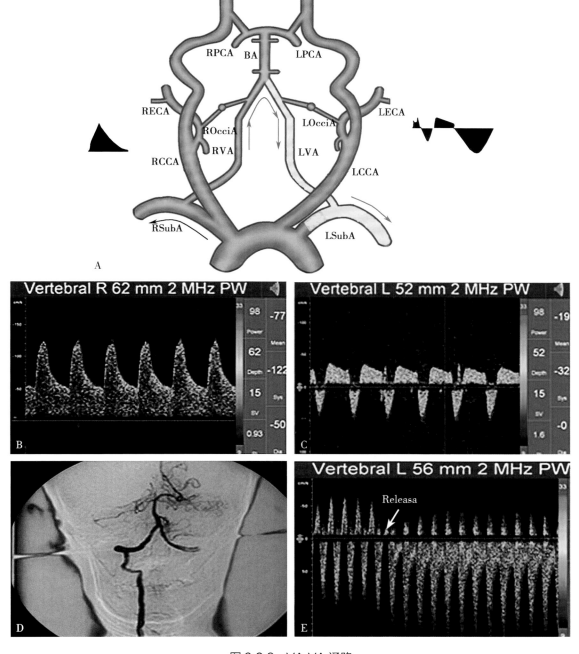

图 9-2-2　VA-VA 通路

A. VA-VA 盗血通路示意图；B. RVA（健侧）血流速度偏快，达峰时间延迟，考虑代偿；C. LVA（患侧）呈Ⅱ期盗血样频谱改变，收缩期反向，舒张期正向；D. DSA 示通过 RVA 给造影剂后，可见 RVA、椎基底动脉汇合处、LVA 序贯显影，证实为 LVA 盗取 RVA 的血流；E. 患侧 LVA 束臂试验阳性表现，由Ⅱ期盗血变为Ⅲ期盗血

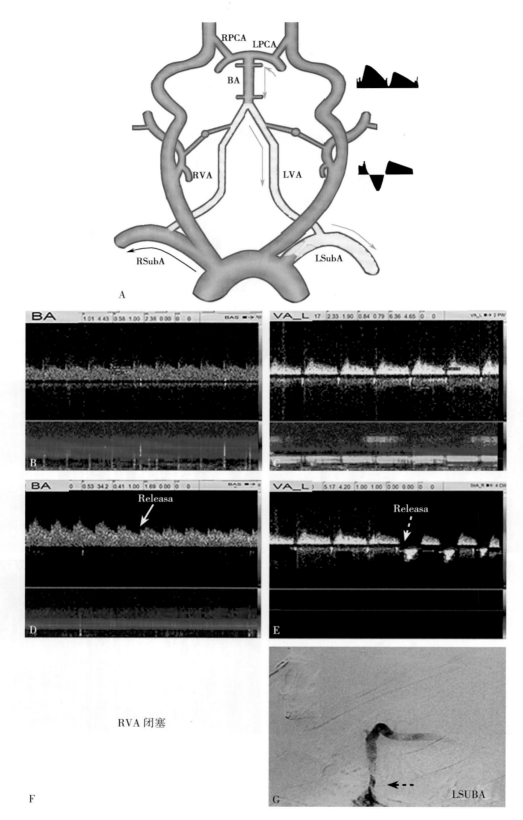

图 9-2-3 BA-VA 盗血通路

A. BA-VA 盗血通路示意图；B. BA 血流速度正常，可见收缩期切迹；C. LVA 呈 Ⅱ 期早期盗血样频谱改变；D. BA 行束臂试验阳性表现：放开袖带后，血流速度减慢，收缩期切迹加深；E. LVA 行束臂试验阳性表现：血流速度略减慢，放开袖带后，收缩期反向加深，舒张期正向频谱改变；F. RVA 闭塞；G. DSA 示 LSubA 起始处限局性狭窄。该患者由于 RVA 闭塞，不能向左侧代偿供血，而枕动脉代偿又不充分，所以出现基底血流部分逆流到 LVA 的盗血通路

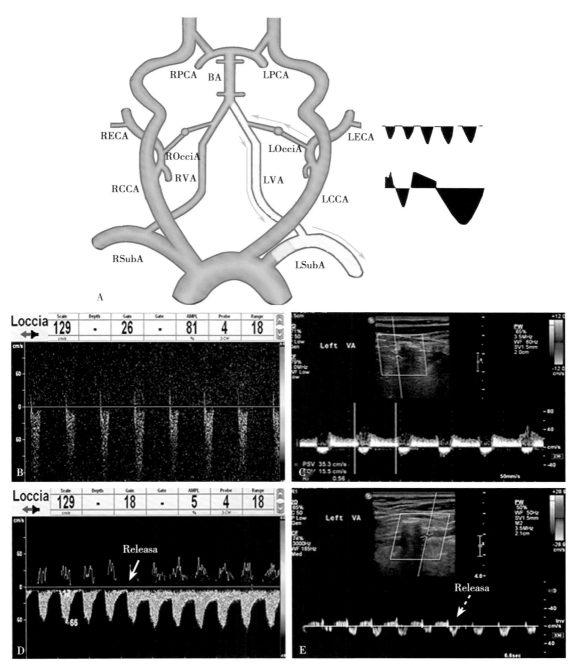

图 9-2-4　枕动脉 -VA 盗血通路

A. 枕动脉 -VA 盗血通路示意图；B. TCD 探及左侧枕动脉血流速度增快，频谱形态正常；C. 颈动脉超声示 LVA 呈Ⅱ期盗血频谱改变，收缩期反向，舒张期正向；D. 左侧枕动脉束臂试验阳性表现：放松袖带后，血流速度增快，考虑代偿；E. 颈动脉超声示 LVA 束臂试验阳性表现：放松袖带后，血流信号瞬间全部反向，盗血频谱由Ⅱ期变Ⅲ期

（三）束臂试验

明确是否存在盗血及盗血通路（详见第四章第三节束臂试验部分）。

第三节 锁骨下动脉盗血综合征病例分析

病例一

【病史】

患者，男性，56 岁，间断性头晕 1 年入院。本次住院目的是做冠脉造影放置冠脉支架。

既往高血压、冠状动脉粥样硬化性心脏病、心律失常，心房颤动多年，吸烟史多年，20 支 / 天。

【TCD 频谱与诊断】

1. 超声所见

（前循环动脉省略）

双侧大脑后动脉血流速度及频谱形态均正常；

左侧椎动脉可见双向血流信号，收缩期反向，舒张期正向血流信号；

右侧椎动脉血流速度增快，PI：1.4，搏动指数增高（考虑代偿）；

基底动脉血流速度正常，可见双向血流信号，收缩期反向，舒张期正向血流信号。

2. 超声提示

左侧锁骨下动脉盗血综合征 Ⅱ 期；

　　　　盗血途径：右侧椎动脉→左侧椎动脉；基底动脉→左侧椎动脉

术前 TCD 提示 LSubA 盗血综合征 Ⅱ 期，RVA、BA 向 LVA 供血（图 9-3-1）。因 BA 参与盗血，追问病史，除了头晕，还有意识不清发作 2 次。由于临床症状与 BA 参与盗血密切相关，需要对因治疗，故建议 DSA 检查，明确 SubA 狭窄程度及狭窄位置，为选择个体化治疗方案提供参考。

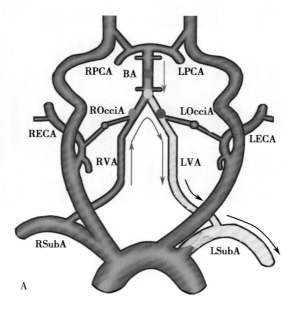

图 9-3-1 病例一：术前 TCD 频谱

A. 术前盗血示意图

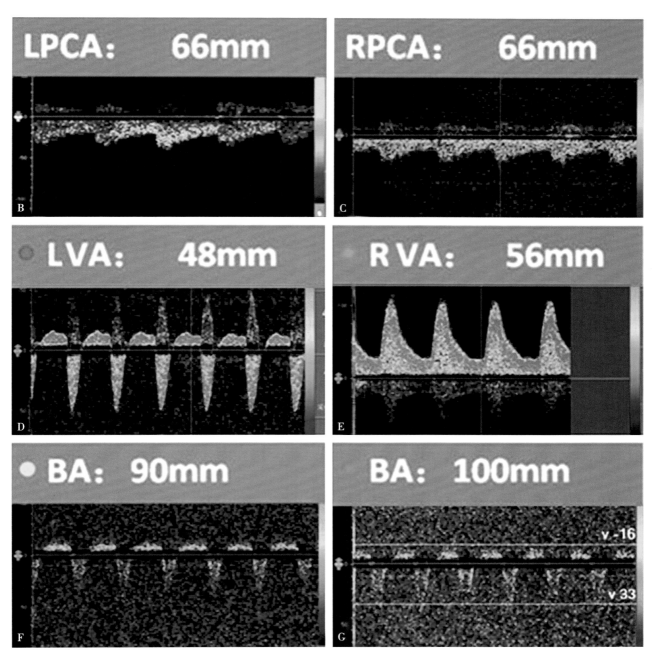

图 9-3-1（续）

B、C. 双侧 PCA 血流速度及频谱形态正常；D. LVA 呈Ⅱ期盗血频谱改变，收缩期反向，舒张期正向；E. RVA 血流速度轻度增快，搏动指数增高，符合盗血代偿频谱改变；F、G. BA 呈Ⅱ期盗血频谱改变

【其他影像学检查】

冠脉造影：未见异常。

DSA：造影过程出了点状况，造影中由于导丝的刮碰导致 SubA 局部斑块脱落，幸运的是临床并未出现桡动脉（SubA 的远段）栓塞症状，再次造影提示 SubA 狭窄程度较前减轻，而且患侧 VA 盗血消失（图 9-3-2）。

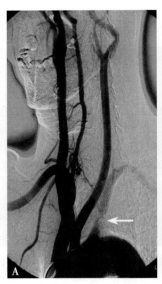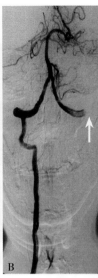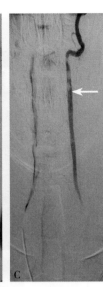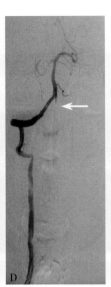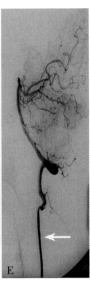

图 9-3-2　病例一:数字减影血管造影

术前:A~C。A. LSubA 起始处造影剂滞留,管腔充盈缺损限局性狭窄,远端显影淡,提示 LSubA 起始处重度狭窄(白色箭头);
B、C. 经无名动脉造影,RVA、BA、双侧 PCA、LVA(白色箭头)显影,提示 LVA 血供来源于右侧(即盗血)。术后:D、E。D. 经
无名动脉造影,RVA 显示正常,LVA(白色箭头)未显影;E.经 LSubA 造影,LVA 显影(白色箭头),未见不完全盗血现象

【术后当天复查 TCD】

见图 9-3-3。TCD 提示 LVA 颅内段盗血程度减轻(由Ⅱ期变成Ⅰ期),且 BA 频谱形态恢复正常,不再
参与盗血。颈动脉超声提示,与术前比较,LSubA 狭窄程度减轻,且 LVA 椎间隙段盗血程度也减轻(由Ⅱ
期变成Ⅰ期)。

1. 超声所见(术后当天):

(前循环动脉省略)

双侧大脑后动脉血流速度及频谱形态均正常;

左侧椎动脉可见收缩期切迹;

右侧椎动脉血流速度增快,PI:1.2,搏动指数增高(考虑代偿);

基底动脉血流速度及频谱形态均正常。

2. 超声提示:

左侧锁骨下动脉盗血综合征Ⅰ期

　　　　盗血途径:右侧椎动脉→左侧椎动脉

【术后 1 年复查 TCD 图 9-3-4】

与术后当天比较,TCD 提示 LVA 盗血程度加重(Ⅱ期),且 BA 再次参与盗血(Ⅰ期)。详问病史,患者
一年来并未戒烟,也未规律口服他汀类药物。

1. 超声所见

(前循环动脉省略)

双侧大脑后动脉血流速度及频谱形态均正常;

左侧椎动脉可见双向血流信号,收缩期反向(少许),舒张期正向血流信号;

右侧椎动脉血流速度增快,PI:1.0,搏动指数偏高(考虑代偿);

基底动脉血流速度正常,可见收缩期切迹(切迹接近基线水平)。

2. 超声提示

左侧锁骨下动脉盗血综合征Ⅱ期;

　　　　盗血途径:右侧椎动脉→左侧椎动脉;基底动脉→左侧椎动脉。

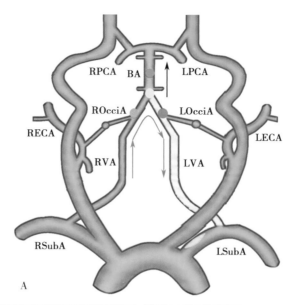

A

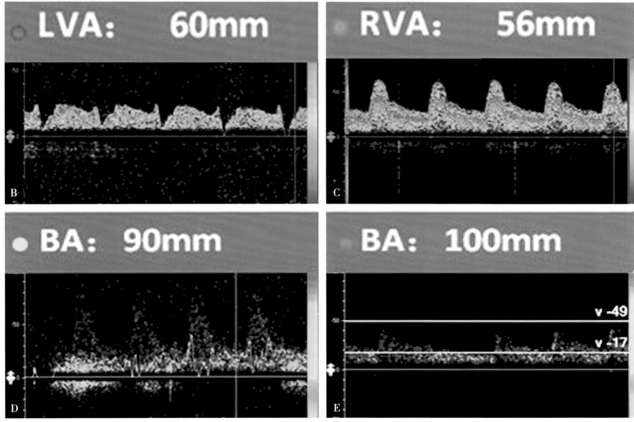

图 9-3-3　病例一：术后当天的 TCD 频谱

A. 术后当天盗血示意图；B. LVA 可见收缩期切迹；C. RVA 血流速度轻度增快，搏动指数略增高；D、E. BA 血流速度及频谱形态恢复正常，无盗血频谱改变

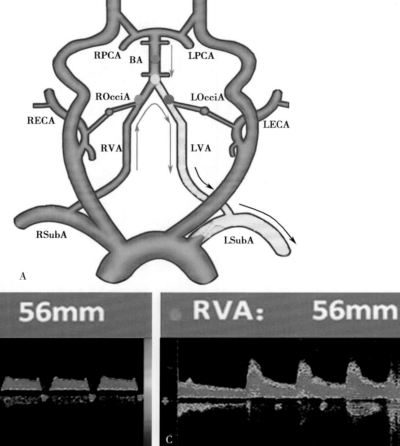

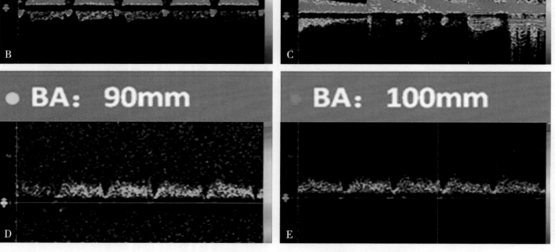

图9-3-4　病例一:术后1年复查TCD频谱

A.术后1年盗血示意图;B.LVA Ⅱ期盗血频谱改变,收缩期反向,舒张期正向;C.RVA血流速度轻度增快,搏动指数增高;D、E.BA呈Ⅰ期盗血频谱改变

【总结与分析】

本病例的提示作用:由于 TCD 对血流方向非常敏感,故可以根据 VA 的血流频谱和方向判断是否存在 SubA 盗血综合征,包括盗血的程度、盗血的通路如 VA、BA 均参与盗血,而且由于 TCD 无创、价廉、重复性强、无不良反应,不但是筛查首选,也是术后随访的首选。

目前公认 DSA 是血管检查金标准,DSA 的优点:

1. 对 SubA 狭窄程度、部位判断准确;

2. 能观察到血流从健侧 VA 反向流入患侧 VA 及狭窄远段的 SubA 的动态过程。

DSA 的缺点:

1. 对微小血流不敏感,如对不完全盗血(如Ⅱ期盗血或者Ⅰ期盗血)不敏感,甚至不能发现。例如本病例,患侧术后 VA 造影时,VA Ⅰ期盗血(超声提示)在 DSA 却显示正常;而Ⅱ期盗血由于造影剂使管腔压力增高,仅仅表现为 VA 显影淡,或者在健侧 VA 造影时,收缩期部分血流倒灌入狭窄侧 VA 的现象;

2. 对颅内血管是否参与盗血,很难发现;

3. 有创性、高费用,不适合随访(尤其术后第 1 年,由于再狭窄率高,需要第 1、3、6、12 个月均复查)。

超声(CDU 联合 TCD)的优点:

1. 由于对血流方向敏感,两者均可以观察从部分到完全的不同程度的盗血;

2. 颈动脉超声可以直观显示血管壁的病变及斑块内部情况;

3. TCD 可以观察颅内血管参与盗血,如 BA、PCA;

4. 超声联合检查可以实时观察颅内、外血流动力学变化;

5. 超声检查无创伤性,适合随访。

超声的缺点:超声检查对操作者的依赖性强。

(吉林大学第一医院 韩珂 提供病例)

病例二

【病史】

患者,女性,56 岁,头晕就诊。

既往高血压、冠状动脉粥样硬化性心脏病,心律失常,心房颤动。

该病例的特殊处在于,其在多家医院检查过 CDU 及 TCD,但结论却不一样,即需要确诊 SubA 盗血综合征及 SubA 狭窄是否存在。

【TCD 诊断】

从图 9-3-5 可见,LVA 从 42mm 深度延至 62mm 深度均呈Ⅱ期盗血频谱,BA 呈Ⅰ期盗血改变。RVA 血流速度增快,搏动指数增高,是代偿频谱改变。左侧枕动脉(LOcciA)血流速度增快,考虑代偿频谱。

1. 超声所见

(前循环动脉省略)

双侧大脑后动脉血流速度及频谱形态均正常;

左侧椎动脉可见双向血流信号,收缩期反向,舒张期正向血流信号;

右侧椎动脉血流速度增快,PI:1.4,搏动指数增高(考虑代偿);

基底动脉血流速度正常,近段可见收缩期切迹,远段血流速度及频谱形态均正常;

右侧枕动脉血流速度及频谱形态正常;左侧枕动脉血流速度增快,束臂试验阳性。

2. 超声提示 左侧锁骨下动脉盗血综合征Ⅱ期;

盗血途径:右侧椎动脉→左侧椎动脉;基底动脉→左侧椎动脉;左侧枕动脉→左侧椎动脉。

【其他影像学对照】

如图 9-3-6 所示,该患者的 CTA 证实了 LSubA 起始处严重狭窄。

【总结与分析】

该病例特殊处在于超声诊断的一波三折,我院的 TCD 报告提示 LSSS,患者随后到北京某医院检查

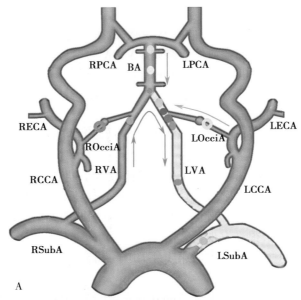

A

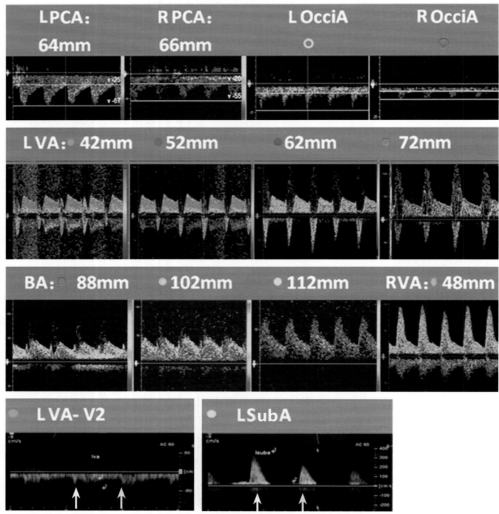

B

图 9-3-5　病例二：TCD 频谱及 CDU

A. 浅蓝色圆点示 LSubA 限局性狭窄，分别由 RVA（绿色箭头）、BA（蓝色箭头）、LOcciA（橙色箭头）向 LVA 供血。
B. 依次可见双侧 PCA 正常；LOcciA 呈代偿增快频谱，ROcciA 正常；LVA 呈 Ⅱ 期盗血频谱改变；BA 可见收缩期切迹；
RVA 呈代偿性增快频谱；颈动脉超声证实 LVA 收缩期切迹（锁骨下动脉 Ⅰ 期盗血改变），LSubA 呈狭窄的频谱改变

TCD 报告未见异常,就拿着"阴性结果"报告很生气地来找我们"讨说法"。我们重新检查 TCD 及颈动脉超声,而且加做了束臂试验,均证实盗血现象是存在的。随后的 CTA 证实了 SubA 狭窄的诊断是对的。

但外院的 TCD 医生为什么会漏诊呢?分析原因可能有四点:①来源于心律不齐的影响,仔细看颈动脉超声上 VA 及 SubA 的频谱(图 9-3-5B),发现 LVA 频谱有时正常,有时可见收缩期切迹,而 SubA 有时高流速,有时流速正常,这可能使操作者漏诊了盗血;②LSubA 位置较深,是超声探测的难点,对设备要求较高;③SubA 盗血时,可能有很多侧支注入,会导致颅内、颅外 VA 盗血程度不一致,这个病例颈动脉超声上盗血程度轻,只是不典型切迹,TCD 上盗血程度重,呈现 II 期盗血频谱改变;④也可能是混淆了双侧 VA(VA 先天发育纤细或者存在病变时,尤其不容易区分双侧 VA,区分方法详见后述)。

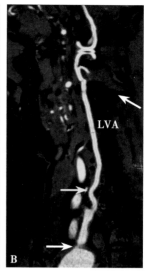

图 9-3-6　病例二:颈部动脉 CT 血管成像
A. LSubA 起始处充盈缺损,管腔局限性狭窄(白色箭头);
B. LVA 显影良好(黄色箭头)

为了确认盗血通路,我们进一步做了束臂试验,结果为阳性。即束臂试验后,LVA 由 II 期盗血频谱中的收缩期反向血流增加,舒张期正向血流减少,盗血现象加强(图 9-3-7A),提示存在盗血;且束臂试验后,左侧枕动脉血流速度增快(图 9-3-7B),提示枕动脉是盗血通路之一。ECA 通过枕动脉与 VA 吻合支向 VA 供血。另外,患侧 VA 一系列的频谱显示颅内、外段盗血频谱并不一样,说明存在侧支,导致了 VA 颅内、外段的盗血程度不一致,这也容易导致做颈动脉超声检查时漏诊 SubA 盗血。

以下血管如果参与了盗血,则束臂试验阳性表现如下:①健侧 VA 血流速度增快;②BA 及双侧 PCA 血流速度下降或者出现切迹;③患侧枕动脉血流速度增快。注意事项:①束臂试验时血压袖带束的是患侧的上肢。②袖带的气囊应对应肱动脉,如未压迫肱动脉,则会出现假阴性。

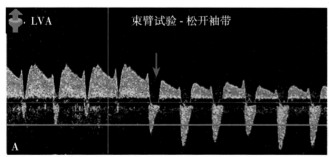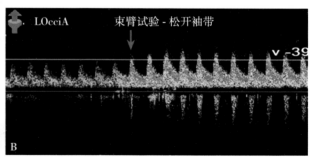

图 9-3-7　病例二:束臂试验阳性
束臂试验松开袖带瞬间:A. LVA 的 II 期盗血程度加重,即收缩期反向血流较前明显增多;B. LOcciA 血流速度增快

仔细观察该病例的 TCD 频谱发现,患侧 VA 的频谱(图 9-3-5,72mm 深度)重叠了患侧和健侧 VA 两个频谱,混淆了双侧 VA,这可能也是漏诊的原因之一。由于 VA 走行或先天发育异常,尤其在 VA 存在闭塞或重度狭窄时,正确区分 VA 尤为重要。通常情况下:①经一侧枕旁窗(枕窗)检查时,深度越浅越探及同侧 VA 可能性越大,例如该病例,42~52mm 深度同侧的频谱清晰。深度加深后出现的可能是对侧 VA,例如该病例,62~72mm 深度出现了重叠频谱,且 72mm 深度的对侧频谱更清晰。②调整角度,偏向左侧可能为 LVA,偏向右侧可能为 RVA。③必要时可以行同侧 VA 寰枢段、SubA 或腋动脉震颤试验,如图 9-3-8

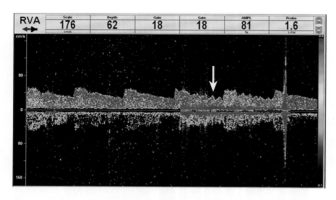

图 9-3-8　行 VA 寰枢段震颤试验后，VA 颅内段频谱可见锯齿样震颤波

所示。

除此之外，下列两种方法也可以帮助区分双侧 VA：

第一种方法是经颅彩色多普勒超声（TCCD，图 9-3-9）：与 TCD 比较，TCCD 可以直观显示颅内 Willis 环主干动脉的血流影像，但不能显示血管壁的结构。缺点是受声窗的影响较大，且探头不具备发射增强功率（而 TCD 的探头可以适当增强功率）。

第二种方法是束臂试验：即使 VA 探查的深度比较浅，但双侧 VA 的频谱仍可能重叠，束臂试验后可以帮助区别健侧或患侧 VA（图 9-3-10）。

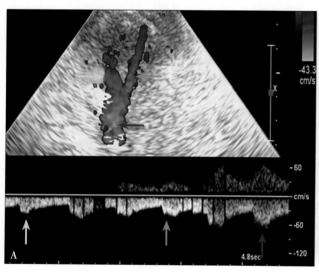
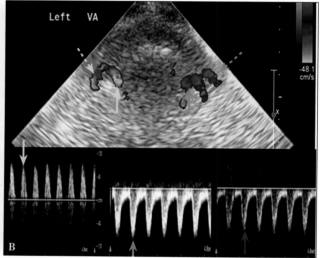

图 9-3-9　椎基底动脉的 TCCD 图像

图的上半部分是椎基底动脉的彩色血流影像，下半部分是椎基底动脉的频谱图，基线下的血流信号代表背离探头。A. 图上半部分 RVA（粉色箭头）与 LVA（黄色箭头）汇合成 BA（棕色箭头），RVA 管径细；且 RVA 可见收缩期切迹频谱，提示存在 I 期盗血；B. 正常情况下，图上半部分显示 RVA 由颅外（粉色虚线箭头）进入颅内（粉色实线箭头）；LVA（黄色箭头）颜色正好相反，提示存在盗血，LVA 的频谱位于基线上，血流信号全部反向，提示存在 III 期盗血

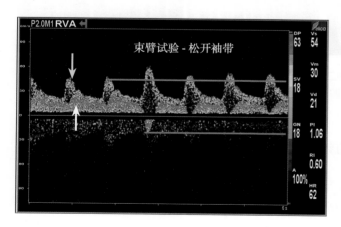

图 9-3-10　区分双侧 VA

健侧（黄色箭头）和患侧（白色箭头）VA 的频谱重叠。束臂试验，松开袖带后，健侧 VA 血流速度增快，患侧 VA 盗血程度加重，盗血频谱由 I 期（收缩期切迹）→ II 期（收缩期反向或切迹加深）

（吉林大学第一医院　韩珂　提供病例）

病例三

【病史】

患者,男性,58 岁,因头晕、视物不清 1 个月于 2010 年 7 月 1 日门诊就诊。

患者既往吸烟 40 年,每日 20 支,2007 年曾因 LSubA 严重狭窄行 SubA 支架治疗,术后未随诊复查。查体发现患者双侧脉搏搏动减弱。无其他神经系统体征。

【TCD 诊断】

见图 9-3-11、图 9-3-12。

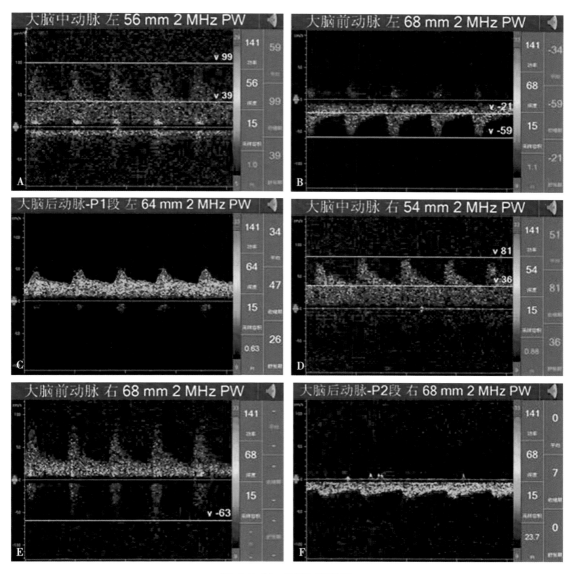

图 9-3-11　TCD 频谱图

A、B. LMCA 及 LACA,血流速度及频谱形态均正常;C. LPCA,血流速度减慢,搏动指数减低,达峰时间延长;D. RMCA,血流速度及频谱形态均正常;E. RACA,流速正常、搏动指数增高;F.RPCA,血流速度减慢,搏动指数减低,达峰时间延长

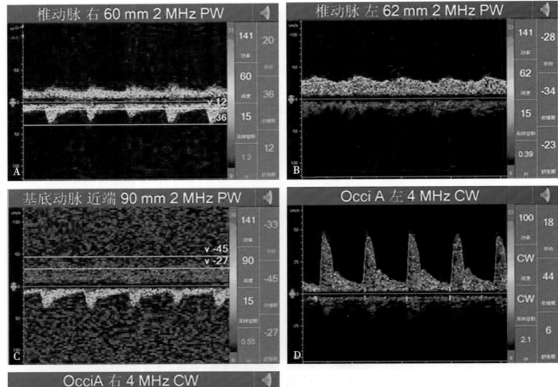

图 9-3-12 TCD 频谱图

A. RVA 血流反向,B. LVA 血流速度轻度减慢,搏动指数减低,并且可见收缩期切迹,C. BA 血流反向(基线下频谱)。D、E. 双侧枕动脉(OcciA)血流速度轻度增快,频谱颅内化改变

TCD 描述:

① 双侧大脑中动脉及左侧大脑前动脉血流速度及频谱形态正常;

② 右侧大脑前动脉水平可探及流速正常、搏动指数增高的血流信号;

③ 双侧大脑后动脉呈相对低流速低搏动改变;

④ 右侧椎动脉血流反向;

⑤ 左侧椎动脉低流速低搏动改变并有收缩期切迹;

⑥ 基底动脉血流反向;

⑦ 双侧枕动脉血流速度轻度增快,频谱颅内化改变。

TCD 提示:

① 右侧锁骨下动脉盗血综合征Ⅲ期;

盗血途径:a 双侧大脑后动脉→基底动脉→右侧椎动脉

　　　　　b 右侧枕动脉→右侧椎动脉

② 左侧锁骨下动脉盗血综合征Ⅰ期;

盗血途径:a 双侧大脑后动脉→基底动脉→左侧椎动脉

　　　　　b 左侧枕动脉→左侧椎动脉

【颈动脉超声】(图 9-3-13):

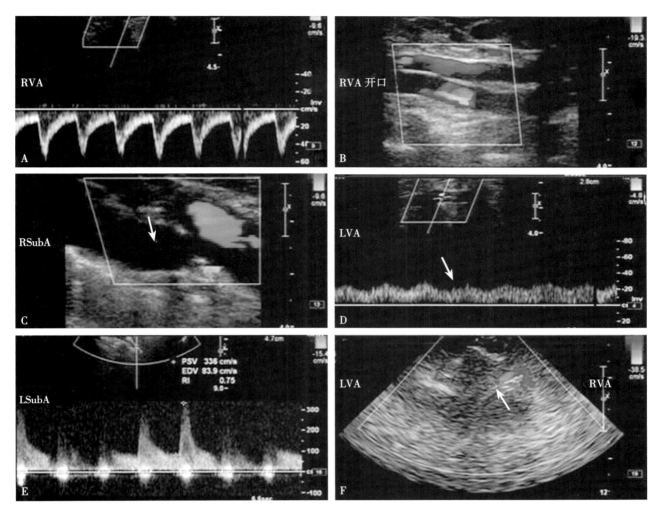

图 9-3-13　颈动脉超声频谱图

A. RVA 血流反向;B. 显示 VA 开口处血流通畅,但与椎静脉血流同向,逆向注入 RSubA;C. RSubA 内均质低回声物质填充,CDFI 时无血流信号;D. LVA,血流速度减慢,搏动指数减低,并可见收缩期切迹;E. LSubA 起始处血流速度异常增快(Vs336cm/s),可见涡流湍流,声频粗糙;F.TCCD 表现,可见 LVA 未显示,RVA 血流反向

超声所见:

1. 双侧 CCA、ICA、ECA 超声表现(略);

2. 左侧 VA 管径 3.3mm,血流速度 38.2/22.8cm/s,搏动指数减低,可见收缩期切迹;右侧 VA 管径 3.9mm,血流反向,血流速度 68.3/19.3cm/s;

3. 右侧 SubA 起始处可见均质稍低回声物质填充,CDFI 无血流通过。左侧 SubA 起始处管腔狭窄,血流速度 336/83.9cm/s,可见涡流湍流,声频粗糙。

超声提示:

1. 双侧颈部动脉多发斑块形成;

2. 右侧 SubA 起始处闭塞,右侧 SubA 盗血综合征Ⅲ期;

3. 左侧 SubA 起始处严重狭窄,左侧 SubA 盗血综合征Ⅰ期。

综上,诊断为动脉粥样硬化,右侧 SubA 起始处闭塞,右侧 SubA 盗血综合征Ⅲ期;左侧 SubA 起始处严重狭窄,左侧 SubA 盗血综合征Ⅰ期。因患者 BA 已经参与盗血,并出现明显的后循环缺血症状(头晕、视物模糊),故建议做 DSA 检查,并行支架治疗。

患者于2010年7月8日及7月20到北京多家医院进一步诊治,并分别行CTA及DSA检查(图9-3-14、图9-3-15)。2010年7月8日CTA报告:双侧CCA、ICA、ECA、双侧VA及右侧SubA未见狭窄,左SubA支架内血流通畅。

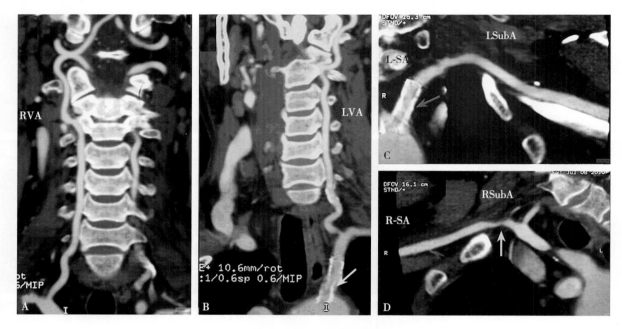

图 9-3-14　颈部动脉 CTA 影像

A. RVA,B. LVA 及 LSubA,白箭头为 LSubA 并可见其内支架的高密度影;C. LSubA,可见高密度的支架影(红色箭头所指),未见明确狭窄;D. RSubA,局部显影变淡

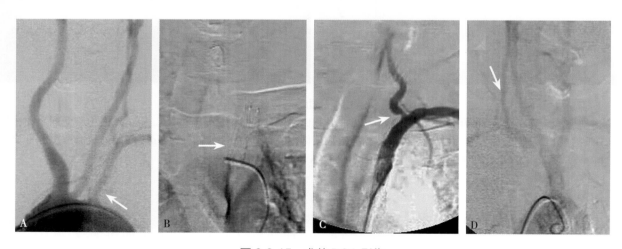

图 9-3-15　术前 DSA 影像

A. 主动脉弓造影,白箭头为 LSubA,RSubA 未显影;B. 选择性 LSubA 造影,但导管头不能入选支架开口处(白箭头为支架影);C. LSubA 造影,显示 LVA 开口处狭窄;D. 主动脉弓造影晚期,可见 RVA 显影,RSubA 远段显影,证实为 RSubA Ⅲ期盗血

2010年7月20日DSA报告:右侧SubA闭塞,左侧VA-V1段狭窄约50%,未见左侧SubA狭窄(图9-3-16)。拟行左 VA 支架植入术。

根据目前结果,超声与CTA、DSA结果都不相符。根据三者的结果,可以确定的病变是右侧SubA闭塞。但关键问题在于到底LSubA、LVA哪个有狭窄,哪处狭窄有进一步支架治疗的意义?

2010年7月26日拟行左侧VA开口处的支架成形术,手术过程中guiding(2mm)到位后发现前向血流消失,高度怀疑左侧SubA狭窄。随后退回导管,在SubA开口处发现了很局限的重度狭窄。确诊是支架内再狭窄(近90%),随后进行了左SubA支架置入术。术后造影示左侧VA开口处狭窄小于30%故未再做左侧VA的支架置入。

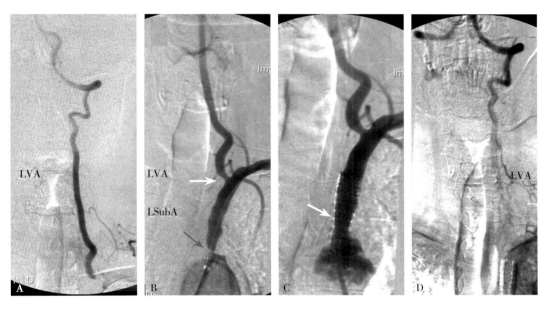

图9-3-16　拟行LVA开口支架术时的DSA影像

A. 导管进入LSubA后,前向血流消失(导管2mm,术前造影时导管1mm);B. 回撤导管至SubA开口处时,发现LSubA严重狭窄(约90%);C. LSubA又下了支架,支架后发现LVA开口处狭窄小于30%;D. 可见术后LVA前向血流恢复

因此,超声对该患的最初诊断是正确的,之后经DSA证实,并再次行SubA支架治疗,患者症状明显改善,目前该患仍在随访中。

【讨论】

SubA盗血综合征(Subclavain Steal Syndrome,SSS)是由于无名动脉或SubA分出VA之前的近心段发生部分或完全闭塞时,在虹吸作用下,患侧VA血液逆流,对侧VA血液也部分被盗取过来,进入患侧SubA供应患侧上肢,以致产生椎基底动脉缺血和患侧上肢缺血症状。由于超过2/3的SubA狭窄或SSS患者可以无临床症状且以往需要有创的DSA检查证实,故SubA狭窄或SSS曾一度被认为是少见病。目前越来越多的无创检查手段应用,发现SSS并不少见。SSS的病因主要是动脉粥样硬化和多发性大动脉炎。其他还有如外伤、先天畸形、手术后、栓塞和SubA动脉瘤等。

在影像学检查中,检查方法包括TCD、颈动脉超声、MRA、CTA和DSA。DSA目前仍是SSS诊断的金标准,可以对SubA狭窄程度、部位作出准确判断,能观察到血流从对侧VA反向流入狭窄侧VA最后到狭窄侧远端SubA的全过程。但其仅能观察到完全盗血类型,对不完全盗血不敏感;仅能观察到VA至VA盗血通路和枕动脉至VA盗血通路,但不能发现颅内血管是否参与盗血;对右侧SubA狭窄相对不敏感,有时会漏诊,且昂贵、有创、不易重复。CTA能较好地显示血管的形态,也可直观地显示硬化的斑块,对血管病变的检出具有较高的敏感性和特异性,但因需皮试并高压注射造影剂以及接受X线放射,故其临床应用受限。MRA越来越多地用于SSS诊断,可以清晰显示血管内径及走行,观察管腔狭窄或闭塞程度,但其对血流动力学评价是困难的,且其价格昂贵、假阳性高,对SSS的诊断不作首选。二维及彩色多普勒超声越来越多地用于 SSS 的诊断。通过二维超声可观察动脉内径大小、管壁情况以及管腔内有无异常回声,通过彩色多普勒显像及脉冲多普勒模式可观察血流状态。

该患 DSA 诊断 SubA 狭窄时,出现假阴性的原因可能有三点:①造影时,由于角度的问题,SubA 起始处未完全显示,可导致起始处狭窄漏诊;②SubA 已经下了支架后出现再狭窄时,由于狭窄段很短,在支架的边缘,所以主动脉弓造影时由于原来的支架遮挡未能显示病灶;③在 SubA 造影时,因病灶短,导管头端不能入选左 SubA 支架开口处,故支架近端情况显示不清。当导管已经过了狭窄段造影,也不能发现狭窄。以上原因导致第一次造影时出现假阴性的结果。

TCD 与 CDU 联合检测作为一种无创性检查手段,对 SubA 盗血综合征诊断具有独特的优越性,不仅提供了狭窄或闭塞的程度,并完整的判断了侧支循环、盗血途径。并且对 SubA 狭窄的检查有时较 DSA 更敏感准确。所以对于 SubA 盗血综合征的诊断,造影检查提供的二维图像与超声提供的血流动力学结果相结合,才能提供完整全面的数据,做出准确的诊断,以利于选择更适合患者的个体化治疗方案。

(吉林大学第一医院 邢英琦 提供病例)

参考文献

1. 高山,黄家星.经颅多普勒超声(TCD)的诊断技术与临床应用[M].北京:中国协和医科大学出版社,2004.

2. 胡汉华,许弘毅.神经超音波[M].台湾:台湾脑中风病友协会出版社,2008.

3. Potter BJ,Pinto DS. Subclavian steal syndrome[J]. Circulation,2014. 129(22):2320-2323.

4. Olsen KG,Lund C. Subclavian steal syndrome[J]. Tidsskr Nor Laegeforen,2006,126(24):3259-3262.

5. Roldán-Valadéz E,Hernández-Martínez P,Osorio-Peralta S,et al. Imaging diagnosis of subclavian steal syndrome secondary to Takayasu arteritis affecting a left-side subclavian artery[J]. Arch Med Res,2003,34(5):433-438.

6. Jelenc M,Knezevic I,Stankovic M,et al. Intraoperative left subclavian artery occlusion with left hand ischaemia and steal syndrome in the left internal thoracic artery[J]. Interact Cardiovasc Thorac Surg,2012,15(4):772-773.

7. Kliewer MA,Hertzberg BS,Kim DH,et al. Vertebral artery Doppler waveform changes indicating subclavian steal physiology[J]. AJR Am J Roentgenol,2000,174(3):815-819.

8. Harper C,Cardullo PA,Weyman AK,et al. Transcranial Doppler ultrasonography of the basilar artery in patients with retrograde vertebral artery flow[J]. J Vasc Surg,2008,48(4):859-864.

9. Alexandrov AV,Sloan MA,Wong LKS,et al. Practice standards for transcranial Doppler(TCD)ultrasound. Part I. Test performance[J]. J Neuroimaging,2007,17:11-18.

10. Yip PK,Liu HM,Hwang BS,et al. Subclavian steal phenomenon:a correlation between duplex sonographic and angiographic findings[J]. Neuroradiology,1992,34(4):279-282.

11. Tsivgoulis G,Sharma VK,Hoover SL,et al. Applications and advantages of power motion-mode Doppler in acute posterior circulation cerebral ischemia[J]. Stroke,2008,39:1197-1204.

12. Nedelmann M,Stolz E,Gerriets T,et al,TCCS Consensus Group. Consensus recommendations for transcranial color-coded duplex sonography for the assessment of intracranial arteries in clinical trials on acute stroke[J]. Stroke,2009,40:3238-3244.

13. Kalaria VG,Jacob S,Irwin W,et al. Duplex ultrasonography of vertebral and subclavian arteries[J]. J Am Soc Echocardiogr,2005,18(10):1107-1111.

14. Tan TY,Schminke U,Chen TY. Hemodynamic effects of subclavian steal phenomenon on contralateral vertebral artery[J]. J Clin Ultrasound,2006,34(2):77-81.

15. He Y,Li T,Yang CR,et al. Subclavian steal syndrome like appearance resulting from a vertebral artery origin stenosis:a case report[J]. J Neuroimaging,2013,23(1):105-107.

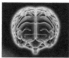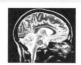

第十章
TCD 对烟雾病和烟雾综合征的诊断

第一节　烟雾病和烟雾综合征相关临床知识

一、烟雾病与烟雾综合征的定义

烟雾病（moyamoya disease,MMD），又称自发性 Willis 环闭塞症,是一种慢性进行性闭塞性脑血管病,以双侧 TICA 和 MCA 或 ACA 近端狭窄或闭塞,伴颅底异常血管网形成为特点（图 10-1-1）。

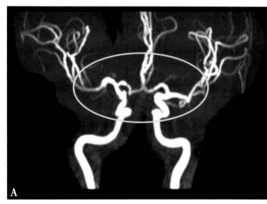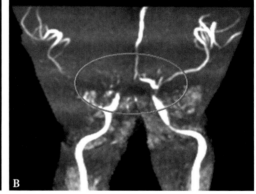

图 10-1-1　正常人核磁血管成像及 MMD 患者核磁血管成像
A. 正常人,黄圈内 TICA、MCA 及 ACA 血管显影良好;B. MMD 患者,红圈内显示双侧 TICA、MCA 及
ACA 闭塞或极重度狭窄,Willis 环正常结构消失,MCA 区域可见细小新生血管

烟雾综合征是指除具有烟雾病血管特征性改变外,同时伴有一种基础疾病。若病变为 TICA 单侧狭窄或闭塞,并伴有烟雾状血管的形成,而不伴有基础疾病,称为"单侧烟雾病"。

2012 年日本烟雾病诊疗指南中指出基础疾病主要包括:动脉粥样硬化、自身免疫性疾病(如:系统性红斑狼疮、抗磷脂抗体综合征、结节性周围动脉炎、干燥综合征)、脑膜炎、多发性神经纤维瘤病、颅内肿瘤、Down 综合征、头部外伤、放射性损伤、甲状腺功能亢进、镰状细胞性贫血、肌纤维发育不良、口服避孕药以及药物中毒等。

二、烟雾病的病理学改变

有研究发现 MMD 患者病变多累及 ICA 远端以及 ACA、MCA 近端,但病理学研究尚未发现受累血管出现动脉粥样硬化或炎性改变,这部分患者动脉狭窄可能是血管平滑肌细胞异常增生及血管腔内血栓化共同作用的结果。同时,受累动脉中膜通常较薄并伴有内弹性膜结构的异常,可能与半胱氨酸蛋白酶介导的凋亡作用有关。此外,已明确的家族性 MMD 的基因位点为 3p24.2-p26 和 8q23。

三、烟雾病的临床表现

不同类型MMD的症状发生率有所差异,其中肌无力、意识障碍、感觉障碍、头痛、言语障碍最为常见,但在出血型MMD首发症状中,意识障碍和头痛较肌无力更为多见。不同年龄段MMD的发病类型亦不相同,儿童MMD以缺血型为主。年龄>25岁时,通常以出血型为主,但缺血型MMD发生率也维持在较高水平。MMD有时可被误诊为动脉硬化性脑血管病。有超过60%的患者可出现头疼,机制尚不明确,可能与扩张的侧支循环血管刺激硬脊膜疼痛感受器有关,并以额部疼痛或偏头痛多见,女性发病多于男性。遗传学研究显示,约6%~10%的MMD患者有家族史,同卵双胞胎同时患MMD的概率为80%,同胞及其后代患MMD的风险比一般人群分别高出42倍和34倍。

四、对烟雾病的治疗理念

对于MMD的治疗,外科手术血管重建被认为是治疗MMD的有效方法。在缺血或出血的急性期,特别是有不自主运动症状的患者,可予甘露醇和皮质激素控制脑水肿。抗血小板聚集药、扩血管药和改善微循环药也可用于缺血性发作。但目前尚无任何保守治疗能够阻止病变的发展或防止缺血和出血再次发作。此外高压氧治疗可能对儿童缺血型烟雾病有效。

第二节　烟雾病的侧支代偿及影像学诊断

一、烟雾病的侧支代偿

烟雾病患者病程中新生血管和侧支循环形成的变化贯穿始终。侧支循环分为3级:

1级侧支:ACA→软脑膜动脉→MCA、MCA→软脑膜动脉→ACA;

2级侧支:脉络膜动脉延长或扩张、PCoA→PCA→软脑膜动脉→ACA或MCA、PCA→软脑膜动脉→ACA或MCA、脉络膜后动脉→胼周后动脉→ACA;

3级侧支:ECA侧支。

随着烟雾病缺血分期的增高,从早期到中期,1、2级侧支循环呈现先增多、后减少的趋势,主要集中于烟雾病的中期,可能随着烟雾病的进展,ICA末端由狭窄至闭塞,并向其近端扩展,脑血流动力学紊乱的加重和剪切力的增加,促进了侧支循环的出现与开放。晚期,病变进展至OA以远闭塞,并累及PCA,1、2级侧支势必受影响,取而代之的是ECA侧支。侧支循环的变化规律反映了烟雾病患者颅内血管病变进展的程度,也是病变进展的必然结果。

OA是MMD代偿的重要通路,可通过"StrA"和眶动脉与ECA的分支颌内动脉和面动脉之间形成侧支吻合。当ACA闭塞后,OA血流可向前与眶动脉吻合,并逆向供应额叶皮层。该侧支吻合在Ⅲ~Ⅴ期都可见到,与ICA的病变程度显著相关。当ICA病变不断向下发展,累及ICA C6段,甚至ICA自起始部开始完全闭塞,则由ICA发出的OA也消失,此时眼球完全由ECA供血。发生在ICA起始部的动脉粥样硬化性严重狭窄或闭塞性病变,使狭窄闭塞远端压力降低,OA供应ICA颅内段时OA血流反向,频谱颅内化并低平(图10-2-1B)。OA供应额叶时,OA血流方向正常,频谱颅内化。MMD时OA与ACA皮层吻合时血流方向正常,频谱颅内化,通常不低平(图10-2-1C),不同于动脉粥样硬化闭塞性病变。

二、烟雾病的影像学诊断

随着影像学技术的不断发展,对于MMD的诊断手段也在不断的进步,DSA一直被作为诊断本病的金标准,除此之外MRA、CTA、TCD及TCCD等检查也对本病的诊断发挥着重要的作用。

（一）DSA

DSA(见图10-2-3A、D)可以动态观察血管情况,并且能够清晰显示侧支循环开放情况,目前国际通

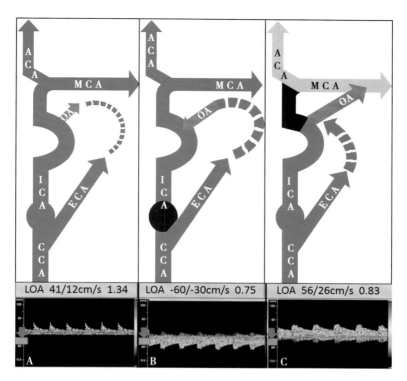

图 10-2-1　OA 代偿供血模式图

A. 正常颈动脉模式图,其中虚线部分为颈内外之间吻合支,OA 由颈动脉虹吸部发出,血流方向为朝向探头,供应颅外,频谱为高阻型;B. 一侧颈动脉闭塞后侧支循环模式图,此时,由于双侧颈动脉压力差,使 ECA 通过颈内外之间吻合支(如,OA)供应同侧 ICA、MCA 及前动脉,此时 OA 血流反向,频谱呈低阻型;C. MMD 时,ICA 终末段闭塞或极重度狭窄,ECA 血液经吻合支到达 OA 时,由于 ICA 终末段和(或)ICA 虹吸段侧支通路被破坏,OA 无法反向供应颅内,因此方向无改变,为朝向探头血流,但由于供血区域改变,由原来供应颅外变成供应颅内,因此频谱形态发生改变,为低阻型

用的 Suzuki 分期,即按照 MMD 患者 DSA 表现进行分期,它将 MMD 患者颅内血管狭窄 - 闭塞程度分为 6 个阶段(表 10-2-1,图 10-2-2)。

表 10-2-1　烟雾病 DSA 国际通用 Suzuki 分期

Suzuki 分期	DSA 表现
Ⅰ期	ICA 末段狭窄,多为双侧
Ⅱ期	颅底异常血管网形成
Ⅲ期	大脑前部供血主干的进一步狭窄或闭塞,烟雾状血管越来越明显
Ⅳ期	Willis 环全部闭塞,烟雾状血管开始减少,经 ECA 代偿供血增加
Ⅴ期	烟雾状血管进一步变少,经 ECA 代偿供血明显增加
Ⅵ期	颅内主要动脉完全消失,脑底异常血管网亦消失,大脑半球主要依靠 ECA 代偿供血

2002 年日本学者 Mugikura 等在 Suzuki 分期基础上提出了精简分期,用以评估每个受累大脑半球同侧的血管级别,共分为 4 个时期(表 10-2-2),其中 1 期为烟雾病早期,2~3 期为中期,4 期为晚期。DSA 是诊断 MMD 的金标准,但属于创伤检查,费用较高,通常急性期的患者病情危重,不适合行 DSA 检查。

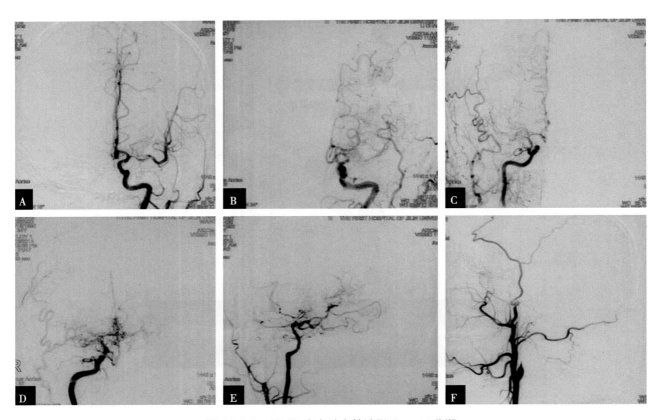

图 10-2-2 MMD 患者脑血管造影 Suzuki 分期

A. Suzuki 分期 I 期,ICA 末段狭窄;B. Suzuki 分期 II 期,颅底异常血管网形成,远端血管扩张;C. Suzuki 分期 III 期,烟雾状血管进一步增多;D. Suzuki 分期 IV 期,Willis 环闭塞,烟雾状血管开始减少,远端动脉显影不清;E. Suzuki 分期 V 期,烟雾状血管进一步减少,颅外血管代偿明显;F. Suzuki 分期 VI 期,颅内主要动脉消失,脑底异常血管网亦消失

表 10-2-2 烟雾病 DSA 简易分期

简易分期	DSA 表现	对应 Suzuki 分期
1 期	ICA 末端轻或中度狭窄,伴或不伴 ICA 烟雾状血管,ACA 或 MCA 全部分支显影良好	I 期、II 期
2 期	ICA 末端重度狭窄,ACA 或 MCA 起始段闭塞伴明显的 ICA 烟雾状血管,ACA 或 MCA 分支至少有几个分支显影良好	III 期
3 期	MCA 和 ACA 均闭塞,有明显的 ICA 系统烟雾血管,仅有少量的 ACA 或 MCA 分支通过烟雾血管前向微弱显影	IV 期
4 期	MCA 和 ACA 起始部完全闭塞,伴或不伴 ICA 系统烟雾血管,前向造影中没有 ACA 或 MCA 显影	V 期、VI 期

(二) MRA

磁共振血管成像(magnetic resonance angiography,MRA)(图 10-2-3B、E)的优点在于可以无创诊断MMD,但对于远端血管、血管壁情况及侧支循环开放情况不够敏感,过高评价血管狭窄程度。如果 MRA清晰地显示以下改变,无需做 DSA 也可诊断为烟雾病:① ICA 终末段、ACA 起始段和 MCA 起始段严重狭窄或闭塞;②脑底部异常血管网,如果在 MRI 上见到明显的血管流空影 >2 个,也认为有异常血管网;上述改变为双侧。2012 年日本 MMD 诊疗指南中新增加了 MRA 对于评估 MMD 分期方法,对 MRA 结果进行简单评分后统计总分(见表 10-2-3),将 MRA 分期进一步与 DSA 分期相对应(表 10-2-4),该分期结果与常规血管造影分期相符合,并具有高敏感性和特异性。

表 10-2-3　烟雾病 MRA 评分

MRA 结果	分数	MRA 结果	分数
ICA		MCA 消失	3
正常	0	ACA	
C1 段狭窄	1	A2 段及其远端正常	0
C1 段信号中断	2	A2 段及其远端信号减少	1
ICA 消失	3	ACA 消失	2
MCA		PCA	
正常	0	P2 段及其远端正常	0
M1 段狭窄	1	P2 段及其远端信号减少	1
M1 段信号中断	2	PCA 消失	2

注:大脑半球左侧和右侧单独计算总分、独立评价

表 10-2-4　烟雾病 MRA 评分及分期与 DSA 对应分期

MRA 分期	MRA 分数	与 DSA 对应分期
1 期	0~1 分	Ⅰ期、Ⅱ期
2 期	2~4 分	Ⅲ期
3 期	5~7 分	Ⅳ期
4 期	8~10 分	Ⅴ期、Ⅵ期

(三) CTA

计算机断层血管造影(computed tomography angiography,CTA),就 MMD 而言,CTA(图 10-2-3C、F)不仅能够显示颅内 Willis 环的狭窄和闭塞,而且能够清晰显示颅底异常增生的血管网,同时可以清晰地显示 ECA 及椎基底动脉系统参与代偿性供血的侧支循环血管,还可通过不同角度的旋转,清晰显示病变血管与邻近骨性结构空间关系,为临床诊断提供更多的信息。但 CTA 显示终端细小增生血管的能力不如 DSA,容易受颅底骨质的影响,对鞍区血管显示欠佳。与 MRA 及血管超声相比较,它仍然是创伤性检查,而且存在对比剂过敏的风险。

(四) TCD

TCD 被广泛应用于脑血管病的诊断、筛查及随访,操作简单、无创便携、可重复性强,其对颅内血管狭窄及侧支循环判断与 DSA 相比有很高的敏感性和特异性,其对颅内动脉狭窄的诊断已被写入美国和欧洲卒中指南。TCD 不能确诊烟雾病,但可作为可疑病例首选的筛查工具,但受骨窗限制,依赖于操作者的经验技术。

MMD 患者 TCD 特异性表现如下:

1. 充分结合临床的症状、体征,对不明原因的青壮年病人反复发生脑供血障碍应怀疑本病的存在;

2. TCD 检查发现一侧或双侧 TICA、ACA 及 MCA 起始部血流异常升高(图 10-2-4),伴声频及频谱形态的改变,后者以内部分布层次紊乱为著,收缩峰高尖,峰时无明显后延,以区别脑动脉硬化等引起的血管狭窄。脑动脉硬化以中老年人多见,往往有血流动力学的改变。

3. 双半球 MCA 血流或单侧 MCA 血流方向逆转,在同一深度,特别是 MCA 主干水平测得多个方向不同,流速不同的血流信号,说明 MCA 起始部闭塞,周围血管网形成引起上述血流特征性变化(图 10-2-5)。

4. 一侧 ICA 系发生严重的血管狭窄,MCA、ACA 流速明显减低,对侧半球血流代偿呈高流速低搏动性;应利用 CCA 压迫试验与动脉畸形进行鉴别。

5. 严重的 MMD 患者除 Willis 环血流异常外,ICA 颅外段也可发生病变。利用 2.0MHz 探头或 4MHz 探头,由近端向远端扫查(即近心端向远心端),可以发现 ICA 颅外段血流相对减慢,ECA 血流代偿升高。

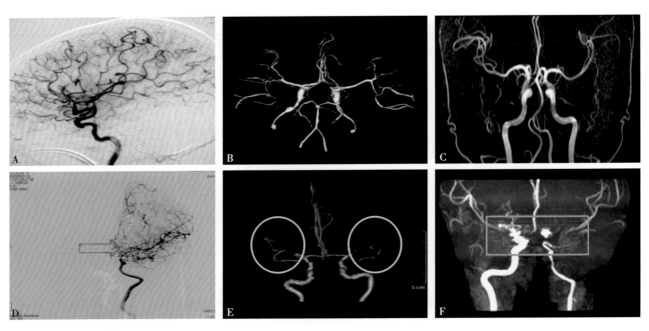

图 10-2-3　正常人 DSA、CTA、MRA 成像与 MMD 各血管成像对比

A. 正常人 DSA 成像,可动态成像血管的动脉期和静脉期,能够清楚地显示中小动脉及血管闭塞后侧支循环情况;B. 正常人 CTA 成像,对于细小动脉的显示不如 DSA,尤其遇到血管壁钙化时会影响重建效果;C. 正常人 MRA 成像,虽然不能动态成像,无法判断侧支,但无需造影剂便可清晰显示主干血管及部分分支血管。与之相对应的 MMD 患者血管成像如 D、E、F,D. MMD 患者 DSA 血管成像,可见颈内动脉终末段重度狭窄后,颅底部新生血管,见红色箭头所示位置;E. MMD 患者 CTA 血管成像,与正常人成像比较可见双侧 MCA 管径全程纤细,远端分支减少,见黄色区域所示范围;F. MMD 患者 MRA 血管成像,可见颅底 Willis 环结构消失,还可见到一部分新生血管,见蓝色范围所示

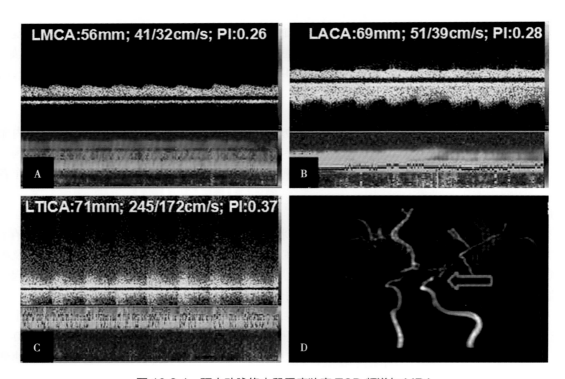

图 10-2-4　颈内动脉终末段重度狭窄 TCD 频谱与 MRA

MMD 患者一侧 TICA 重度狭窄后(如 C TICA 可见高流速伴涡流、湍流血流信号改变,D 红色箭头所示为狭窄处),同侧 MCA(A 图)及 ACA(B 图)呈低流速低搏动性频谱改变

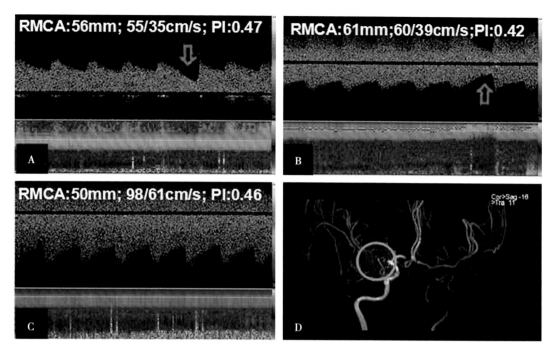

图 10-2-5　MMD 患者新生血管 TCD 频谱特点

MMD 患者 MCA 闭塞后于主干血流方向探及的多条方向各异,流速不同的血流信号,考虑为新生血管。A、B. 中红色箭头所示为同侧颈总动脉压迫试验后的反应,血流信号部分下降,放开压迫后血流无升高,提示血管反应性差;D. 蓝色区域为 MCA 主干,可见闭塞后部分新生血管

（五）TCCD

经颅彩色多普勒超声（TCCD）可以直视 Willis 环结构,典型 MMD 患者 TCCD 可见颅底动脉环失去正常解剖结构,MCA、ACA 主干走行异常或消失,PCA 血流束增粗,正常血管难以确认,色彩杂乱,明暗不均,彩色血流不连续,呈条索状或星点状,病变多累及双侧（图 10-2-6）。TCCD 对 MMD 异常血管的血流动力学改变有特征性表现,可做出明确诊断,但对烟雾病合并的动脉瘤则不易显示。原因可能是其血管狭窄、闭塞或不连续以及紊乱的异常血管网与合并的动脉瘤重叠而难以分辨,故明确显示动脉瘤仍需行DSA检查。

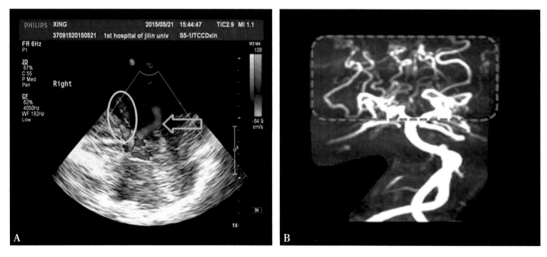

图 10-2-6　MMD 患者经颅彩色多普勒超声（TCCD）与 MRA

A. MMD 患者 TCCD 成像,Willis 环结构消失,黄色椭圆形所示区域内 MCA 主干结构消失,可见多处方向不同,散在微弱血流信号;绿色箭头所指为代偿增粗的 PCA。B. MRA 成像,可见红色虚线区域内 PCA 形成的丰富侧支

第三节 烟雾病病例分析

病例一

【病史】

患者,女性,20 岁,经常头痛,多表现为后枕部跳痛,无先兆。

既往史:2006 年,发作性右上肢活动不灵 1 次;2007 年晕厥 1 次。

【TCD 频谱与诊断】

见图 10-3-1。

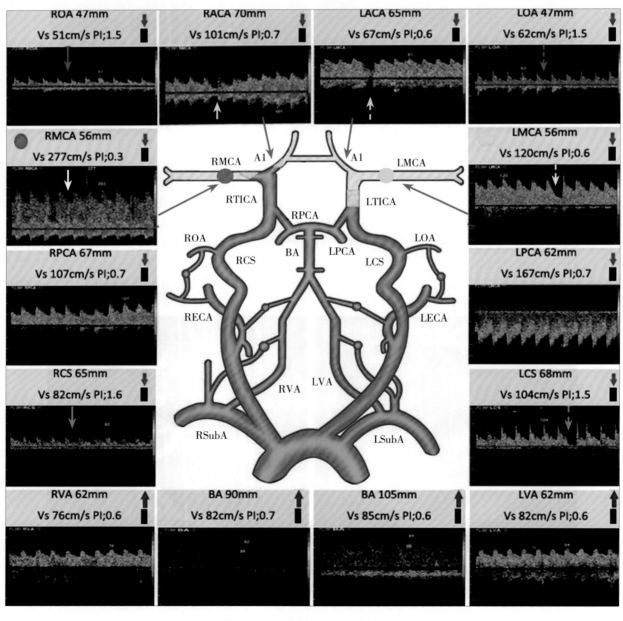

图 10-3-1 病例一:TCD 血流频谱

TCD 描述:

1. 右侧大脑中动脉(白实箭头)血流速度增快,可见明显涡流、湍流,声频粗糙,压同侧颈动脉后血流信号下降。

右侧大脑前动脉(黄实箭头)血流速度正常,可见涡流、湍流,声频粗糙。

右侧大脑后动脉血流速度及频谱形态正常。

右侧眼动脉(红实箭头)血流速度及频谱形态正常。

右侧颈动脉虹吸段(蓝实箭头)血流速度正常,呈高阻力血流频谱改变,与眼动脉血流频谱相似。

2. 左侧大脑中动脉、大脑前动脉(分别为白、黄虚箭头)探查水平可探及多条血流方向不同、血流速度不同,频谱形态各异的血流信号,压同侧颈动脉血流信号下降。

左侧大脑后动脉血流速度增快,频谱形态大致正常。

左侧眼动脉(红虚箭头)血流速度及频谱形态正常。

左侧颈内动脉虹吸段(蓝虚箭头)血流速度正常,呈高阻力血流频谱改变,与 OA 血流频谱相似。

3. 双侧椎动脉及基底动脉血流速度及频谱形态正常。

TCD 诊断:

右侧大脑中动脉、大脑前动脉严重狭窄

左侧大脑中动脉、大脑前动脉慢性进展性闭塞

以上符合烟雾病或烟雾综合征的频谱改变

【其他影像学检查】

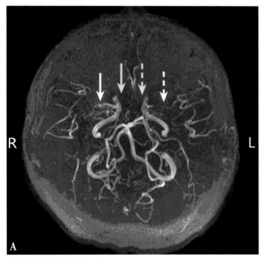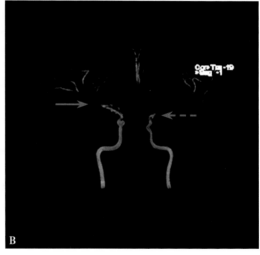

图 10-3-2 病例一:核磁血管成像

A. RMCA(白实箭头)主干纤细,粗细不均,其走行区内可见迂曲纤细血管影;RACA(黄实箭头)未见明确显影;LMCA(白虚箭头)主干显影中断,远段纤细,部分分支血管未见明确显示,可见较多纤细侧支循环建立;LACA(黄虚箭头)未见显影;双侧 ICA、VA、BA、PCA 显影良好;B. RMCA(红实箭头)M1 段显影中断,存在重度狭窄,远段分支部分显影,RACA A1 段未见显影,A2 段部分显影。LICA 终末端(红虚箭头)显影中断,存在极重度狭窄或闭塞,LMCA M2 段及 LACA A2 段部分显影

【病例讨论】

此病例特点为年轻女性,经常头痛为主,曾两次 TIA 发作史,双侧大脑半球均可探及新生的毛细血管,双侧 ICA 虹吸段均呈现高阻力血流频谱改变,说明 ICA 远段血管存在重度狭窄或闭塞。此病例双侧 OA 未见频谱颅内化,说明还没有形成 ECA 通过皮层硬软脑膜表浅吻合以及 ECA 分支脑膜中动脉与 MCA 等的吻合,因此此病例符合烟雾病的 DSA 分期中的 Ⅲ 期。

(吉林大学第一医院 刘影 提供病例)

参考文献

1. 任斌,段炼.2012 年烟雾病(Willis 环自发性闭塞)诊断治疗指南(日本)的解读[J].中国脑血管病杂志,2014,1:6-9.

2. Fukui M. Guidelines for the diagnosis and treatment of spontaneous occlusion o f the circle of Willis ("moyamoya" disease). Research Committee on Spontaneous Occlusion of the Circle of Willis (Moyamoya Disease) of the Ministry of Health and Welfare, Japan [J]. Clin Neurol Neurosurg,1997,99(Suppl 2):S238-S240.

3. Hashimoto N,Tominaga T,Miyamoto S,et al. Guidelines for diagnosis and treatment of moyamoya disease (spontaneous occlusion of the circle of Willis)[J]. Neurol Med Chir(Tokyo),2012;52(5):245-266.

4. Fukui M,Kono S,Sueishi K,et al. Moyamoya disease [J]. Neuropathology,2000,20 Suppl :S61-S64.

5. Takagi Y,Kikuta K,Nozaki K,et al. Histological features of middle cerebral arteries from patients treated for Moyamoya disease[J]. Neurol Med Chir(Tokyo),2007,47(1):1-4.

6. Takagi Y,Kikuta K-I,Sadamasa N,et al. Proliferative Activity through Extracellular Signal-regulated Kinase of Smooth Muscle Cells in Vascular Walls of Cerebral Arteriovenous Malformations [J]. Neurosurgery,2006,58(4):740-748. 10. 1227 / 01. NEU. 0000192167.54627. 3A.

7. Ikeda H,Sasaki T,Yoshimoto T,et al. Mapping of a familial moyamoya disease gene to chromosome3p24.2-p26[J].Am J Hum Genet,1999,64(2),533-537.

8. Sakurai K,Horiuchi Y,Ikeda H,et al.A novel susceptibility locus for moyamoya disease on chromosome 8q23 [J].J Hum Genet,2004,49(5):278-281.

9. Yamauchi T,Tada M,Houkin K,et al. Linkage of familial moyamya disease (spontaneous occlusion of the circle of Willis) to chromosome 17q25 [J]. Stroke,2000,31:930-935.

10. Han DH,Kwon OK,Byun BJ,et al. A co-operative study:clinical characteristics of 334 Korean patients with moyamoya disease treated at neurosurgical institutes (1976-1994). The Korean Society for Cerebrovascular Disease [J]. Acta Neurochir (Wien),2000,142:1263-1273;discussion 1273-1274.

11. 吴一娜,宋超,赵文元,等.烟雾病的研究现状及进展[J].中华脑血管病杂志(电子版),2011,03:231-239.

12. Suzuki J,Takaku A. Cerebrovascular "moyamoya" disease. Disease showing abnormal net-like vessels in base of brain[J]. Arch Neurol,1969,20(3):288-299.

13. Mugikura S,Takahashi S,Higano S,et al. Predominant involvement of ipsilateral anterior and posterior circulations in moyamoya disease [J]. Stroke,2002,33:1497-1500.

14. 郭建新,冒平,牛刚,等.3D-CTA、2D-DSA 及 3D-DSA 对颅内动脉瘤诊断价值的对比研究[J].中国 CT 和 MRI 杂志,2011,9(5):21-23.

15. 高山,黄家星.经颅多普勒超声的诊断技术与临床应用[M].北京:中国协和医科大学出版社,2004:254-273.

16. Houkin K,Nakayama N,Kuroda S,et al.Novel magnetic resonance angiography stage grading for moyamoya disease [J]. Cerebrovasc Dis,2005,20(5):347-354.

17. 宋扬,徐蔚海,高山.缺血型烟雾病的影像特点[J].中国卒中杂志,2008,07:538-544.

18. 孙国兵,郭建敏,宋林,等.20 例成人烟雾病 DSA、MRA 与 TCD 特征分析[J].神经损伤与功能重建,2011,01:69-70.

19. 华杨,凌晨.TCD 对烟雾病的脑血流检测分析[J].中国超声医学杂志,1994,04:23-26.

20. 张小征,莫雪红,华莎,等.经颅多普勒及彩色经颅多普勒超声与 DSA 对烟雾病诊断的比较分析[J].中国临床神经外科杂志,2011,04:207-208,256.

21. Liu W,Xu G,Yue X,et al. Hyperintense vessels on FLAIR:a useful non-invasive method for assessing intracerebral collaterals[J]. Eur J Radiol,2011,80:786-791.

22. 高红华,高连波,文佳媚.成年缺血性烟雾病脑梗死的分布模式及侧支循环特点[J].介入放射学杂志,2013,08:621-624.

23. Meyer FB,Sundt TM Jr,Fode NC,Cerebral aneurysms in childhood and Adolescence[J].J Neurosurg,1989,70(3):420-425.

24. Ogawa A,Yoshimoto T,Suzuki J,et al. Cerebral blood flow in moyamoya disease. Part1:Correlation with age and regional distribution [J].Acta Neurochir(Wien),1990,105(1-2):30-34.

25. 高山.烟雾病的经颅多普勒超声改变[J].中国卒中杂志,2008,07:502-504.

26. 刘彬.超声检查对成人缺血型烟雾病的诊断价值[D].天津:天津医科大学,2013.

27. 史万超,段炼.出血型烟雾病的临床特征[J].中国卒中杂志,2008,07:534-537.

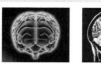

第一节　颈动脉内膜剥脱术简介

一、颈动脉内膜剥脱术的概念及适应证

（一）颈动脉内膜剥脱术的概念

颈动脉粥样硬化斑块是缺血性脑血管病的重要原因之一，一方面，斑块较大可导致血管狭窄或闭塞，引起颅内低灌注，造成缺血性神经功能损害；另一方面，斑块不稳定，脱落的血栓或栓子随血流进入颅内阻塞颅内的血管，引起短暂性脑缺血发作（transient ischemic attack，TIA）或脑栓塞。1951 年美国神经外科医生 Spence 首次成功施行了颈动脉内膜剥脱术（carotid endarterectomy，CEA），1953 年 Bakey 首次为颈动脉完全闭塞的病人成功施行了 CEA 且重建了血运。采用手术方法切除颈动脉粥样硬化斑块，解除颈动脉粥样硬化性狭窄或闭塞，CEA 作为治疗和预防颈动脉缺血性脑血管病的有效方法之一在欧美已经被广泛接受。

（二）CEA 的适应证

根据北美症状性颈动脉内膜剥脱术试验组（North American Symptomatic Carotid Endarterectomy Trail，NASCET）结果确定手术适应证：近期（<4 个月）内 TIA 出现，而且颈动脉重度狭窄（70%~99%）或闭塞伴内膜易损斑块形成。我国开展这个手术较晚，目前国内通常 CEA 的手术指征：①颈动脉狭窄≥70%，有或无脑缺血症状；②颈动脉狭窄≥50% 伴脑缺血症状，及狭窄处溃疡斑块形成者。由于 CEA 存在术中脑低灌注综合征（导致缺血性脑卒中）、术后脑高灌注综合征（导致脑出血），以及栓塞等并发症，术前评估、术中监测脑血流状态、术后随访，对保证术侧脑血流灌注充足、减少术后脑缺血或脑出血，及改善手术技术是十分必要的。

二、颈动脉内膜剥脱术的手术步骤

为了更好地理解血管超声术中监测必要性，先简单介绍 CEA 手术步骤：

1. 切开皮肤，暴露颈动脉，包括 CCA、ICA、ECA 及甲状腺上动脉（STA）。注意：为了术中放置临时阻断血流的血管夹，ICA 远端应该充分游离至超过粥样硬化斑块远端 1cm 以上。

2. 阻断颈动脉血流。通常顺序为先夹闭 ECA 及分支 STA、再依次夹闭斑块近端的 CCA、斑块远端的 ICA。

3. 切开颈动脉。根据监测的血流决定是否放置转流管。CEA 术中阻断患侧 CCA 时，在同侧侧支血管代偿不充分时，会出现颅内低灌注，为了减少和避免围术期卒中的发生率，术中选择性使用转流管已成为提高 CEA 成功率的重要环节。但转流的实施过程中，可能造成内膜损伤、斑块脱落、动脉夹层或血栓形成等，会增加围术期卒中风险而导致转流术失败。

4. 剥离及切除颈动脉内膜及斑块。斑块切除后，仔细检查有无残留斑片，凡是松动的斑片一律剔除。注意：若斑块切除后的远端内膜缘游离，应将之缝合固定在血管外膜上。

5. 缝合颈动脉。注意:①如果没有术中监测者,在结扎切口近段最后一针缝线前,先后暂时松开 ECA、ICA 的动脉夹,若血液反流良好,再结扎缝线;②切口缝合结束后,按照先后顺序撤除 ECA 及分支 STA、CCA 的动脉夹,约 20 秒后再撤除 ICA 的动脉夹,以确保所有可能残留的组织碎片、气泡等冲入 ECA。开放血管的次序正确,是减少栓子脱落及气栓的重要手段。

6. 缝合颈动脉鞘、肌肉和皮肤。

第二节　颈动脉内膜剥脱术术中监测方法

颈动脉粥样硬化性狭窄是引起中老年人缺血性脑卒中的一个常见重要原因,可以导致患者残疾甚至死亡。目前临床上外科手术治疗颈动脉硬化性狭窄的标准术式 CEA,可有效预防脑卒中并降低病死率。然而 CEA 成功的关键主要取决于是否能降低围术期卒中的发生率、术中夹闭颈动脉所致的低灌注以及产生的微栓子、术后高灌注综合征、动脉再狭窄或闭塞等,因此选择一种在 CEA 围术期具有指导意义的监测方法,有很重要的临床价值。

一、颈动脉内膜剥脱术术中监测方法

(一) 脑电图

脑电图(electroencephalogram,EEG)通过监测皮层神经元的电活动,间接了解术侧脑血流是否充足,阻断颈动脉期间缺血表现为波幅下降或者频率减慢。但受麻醉药物及血 CO_2 分压的影响,且具有延迟性,通常夹闭颈动脉脑血流发生异常改变后 EEG 才发生改变,放置转流管后 EEG 延迟恢复。

(二) 体感诱发电位

体感诱发电位(somatosensory evoked potential,SSEP)通过监测中枢皮质电位的改变,间接了解术侧脑血流是否充足,阻断颈动脉期间缺血表现为皮质电位的波幅改变。但需要较好的屏蔽隔离设施,且对于比较局限的缺血可能缺乏特异性。

(三) 直接检测术侧 ICA 残端压

阻断 CCA 和 ECA 后,检测颈动脉残端压力,间接了解术侧脑血流是否充足,阻断颈动脉期间缺血表现为压力下降。但关于压力的阈值,文献报道不一,多认为 ICA 远段反流压的压力阈值 <25~50mmHg,需用转流管。

(四) 术中直接检测术侧局部脑血流量

需专业大型仪器设备。

(五) TCD

是目前应用最广泛的监测方法,可以持续监测术侧 MCA 的血流速度,观察 CEA 术中阻断颈动脉所致的低灌注、术中及术后的微栓子信号、术后高灌注综合征、术后动脉再狭窄或闭塞,实时分析卒中的可能机制;对于相应的干预治疗,TCD 还可以观察疗效,包括是否放置内转流管及转流管放置是否成功,微栓子强化治疗的疗效,为血压的调控提供依据,利于医生采取积极的措施预防可能的并发症。此外,无创、价廉、可床旁操作。局限性是声窗穿透不良者监测比较困难,可以使用眼窗进行间断检测。

二、TCD 在颈动脉内膜剥脱术术中监测的应用

(一) TCD 在 CEA 术中监测原理

MCA 血流速度并不等于脑血流量,但是大血管管径恒定时,血流速度的变化与通过血管的血流量呈正相关,故其变化可以反映动脉压的改变(血管调节)导致的血流量的相对改变,是评价脑血流量的半定量指标,间接反映了脑灌注的情况。

(二) TCD 在 CEA 术中监测设置

1. 监测血管　通常选择双侧 MCA。MCA 是 ICA 的最终延续,解剖变异少,走行平直,易探及。

2. 参数设置　既可以选择单通道(术侧 MCA)单深度,应用监护头架,探头置于中颞窗,深度置于 50~60mm。或者选双通道(如双侧 MCA)双深度(每侧 MCA 同时监两个深度):以非术侧 MCA 作为对照,比较术侧脑血流改善程度,判断微栓子的来源,为术中血压调节提供依据。如果后循环同时存在病变,则可以同时监测 PCA。

3. 固定好探头的位置后,将频谱的颜色调为淡蓝色,便于识别微栓子。

4. 注意　一定要确认监测血管是 MCA,需要通过血管的位置、深度和压颈试验确认。

(三) 监测要点

1. 确定 MCA 基础流速　因不同的麻醉药对脑血流的影响不同,且麻醉开始阶段脑血流不稳定。通常选择麻醉后 5~10 分钟或者血压及心率稳定后 MCA 血流速度作为术中流速变化的参考标准。注意:不是清醒状态 MCA 的血流速度作为基础值,而是麻醉后的 MCA 流速作为基础值。

2. 判断是否需要选择性转流　CEA 术中颈动脉转流管是常规放置还是选择性放置?大多数学者认为,有选择性的应用,既可以保证阻断颈动脉时脑血流的供应,又避免了不必要插入转流管导致的内膜损伤和气栓的风险。评估方法是术中临时阻断术侧颈内动脉,观察术侧 MCA 流速下降的程度。文献报道,如果 MCA 血流速度较基础水平残余 40% 以下或下降 60% 以上,提示术侧 MCA 分布区脑血流灌注代偿能力不足,长时间阻断会造成同侧 MCA 供血区不可逆性缺血,是放置颈动脉转流管的重要指征。请注意计算和表达方法:一种是残余血流速度百分比:与夹闭前比较,夹闭后残余血流速度的百分比;另一种方法是夹闭后的血流速度比夹闭前下降了百分比:夹闭前、后血流速度的差值与夹闭前血流速度比较的百分比。根据 TCD 残余血流速度百分比,将缺血分为:重度:0~15%;轻度 16%~40%;无缺血 >40%(是指不采用分流,也不出现卒中的残余血流速度)。

转流管的放置方法:转流管是 T 形管,其水平端一端插入 CCA 夹闭的近端,一端插入 ICA 夹闭的远端,垂直端管道用于气体的排放,避免气体栓子的形成。

转流管放置时可能存在一些风险,如转流管损伤血管内膜;或者插入部位存在斑块导致局部斑块脱落;或者导致插入部位血管壁夹层,这些均能增加脑卒中发生率。而通过监测 MCA 血流速度则可以协助判断转流管放置是否成功:如果术侧 MCA 流速明显减低,则高度提示误插入内膜下或斑块内了,或者转流管血栓形成(很少发生);如果 MCA 流速异常增快,则存在高灌注的可能。值得注意的是需排除血压下降或者探头移位引起的 MCA 流速下降。

3. 判断术后是否出现高灌注综合征　高灌注状态是由于颈动脉高度狭窄被解除后,同侧脑血流(cerebral cerebrial blood flow,CBF)成倍增加超出脑组织的代偿能力所致,是一个病理生理学概念。据统计 1%~3% 患者在 CEA 后数天至 4 周之内,可出现脑过度灌注综合征(CHS),其症状可有轻重,轻症患者可以完全恢复,重者可导致脑水肿、脑出血和蛛网膜下腔出血等,甚至死亡。其发生机制主要为颈动脉严重狭窄患者,脑血管长期处于低灌注状态,脑血管调节功能受损,纠正动脉狭窄造成脑血流量在短时间内出现显著改变,引发脑血管破裂和脑出血。

目前 CHS 的诊断标准为:在患者无症状情况下,如新出现了头痛、呕吐、颅内出血等症状,且此时术后 Vm 较术前增加 >100%(实际应用中,并无确切的标准值,因为不可能大规模的循证医学为了得出诊断标准而让患者置于脑出血的风险中),则可诊断术后 CHS。TCD 可以直接而准确地显示 MCA 的血流信息,因此临床上全程记录麻醉后 MCA 血流速度变化、基础血流动力学参数,若 TCD 显示术侧 MCA 血流速度较术前增高 150%~300%,继而伴有 PI 值改变,则高度提示 CHS 的可能。

关于高灌注综合征的发病机制,目前主要有以下几种观点:①脑血管自动调节功能减退,由于长期处于低灌注状态,脑血管自动调节机制受损,同时长期的缺血状态导致血脑屏障出现病理性改变,脑动脉重度狭窄被解除后颅内血流显著增高,毛细血管床灌注压急剧增加,引起血脑屏障破坏,从而导致脑出血。②压力感受器反射的破坏,CEA 压力感受器失去神经支配使压力感受器无法通过压力感受性反射调节血压。③小穿支动脉灌注压升高,此机制完全不同于典型的高灌注综合征类,类似于高血压脑出血即基底核区的小穿支动脉突然暴露于正常灌注压下导致破裂出血。

预防高灌注综合征的治疗方法包括:对于转流管置入后或者平均动脉压增高引起的脑血流的高灌注

状态,可以调整动脉血压来稳定脑灌注压,通过 MCA 流速的变化观察血压调整的效果;对于颈动脉开放后平均动脉压正常,但脑血流自动调节功能未恢复导致的高灌注,通常采用重新部分夹闭颈动脉,降低术侧脑组织的血流量,使术侧脑血流自动调节有一个恢复过程,逐渐开放颈动脉,使血流缓慢增加,给脑组织自动调节恢复的时间。同时观察 MCA 流速,使其保持在正常水平,或接近正常水平,避免高灌注的风险。通过术中术后 TCD 监测及严格控制血压,可以及时发现、有效治疗术后高灌注综合征。

4. 监测微栓子　在颈动脉暴露手术操作、颈动脉夹闭端血栓的形成、转流管的置入及颈动脉重新开放,各个阶段均可能导致颈动脉狭窄部位的动脉硬化斑块由于机械压迫而脱落,放置转流管也可带来小气栓。

TCD 检测可发现 MCA 频谱内出现短暂高强度声频信号,即微栓子(microemboli,MES)形成。由于微栓子颗粒较红细胞体积大,当其在血流中通过时易被探头监测到短暂、高强度、连续或间断出现的分布于频谱内部的多普勒信号。诊断标准:①持续时间不超过 300ms;②高于背景信号 3db 以上;③与主频多普勒信号血流方向一致的单向性频谱信号,随心动周期分布;④声频高尖,似鸟鸣音;⑤信号在两个不同深度间有时间差。

大多数 MES 并不引起卒中,连续多个 MES 进入颅内可能造成颅内动脉栓塞。术后卒中或缺血事件发生者通常可在术后短期内监测到大量栓子。抗血小板药物可以减少术后 MES 形成。

5. 判断术后脑血流是否改善　如术侧 MCA 流速异常增高,考虑 CEA 术后球部压力感受器敏感性增强,导致血压增高,脑灌注压增高,应调整血压,防止高灌注;如 MCA 流速减低,呈低搏动,同时微栓子发生率高,提示 ICA 急性血栓形成(创面使血小板等血细胞沉积形成血栓);如 MCA 在术中无明显异常,术后短时间血流逐渐减低甚至消失,术后无明显的微栓子信号,而且 ICA 管腔通畅(但显示高阻血流信号),提示 MCA 本身急性血栓形成。后两种情况,应该急诊动脉造影明确闭塞的部位及范围,决定是否可以动脉内溶栓、机械取栓、碎栓。

(四) 应用血管超声对 CEA 术后随访

CEA 术后,因血管狭窄解除,患者 TCD 监测会出现 MCA 血流速度增快,搏动指数增加。可根据术后患者 MCA 的血流速度、频谱形态、搏动指数评估手术效果。

CEA 手术顺利,术后 6 小时内、1 天后、1 周复查血管超声(颈动脉超声联合 TCD),明确是否有高灌注及是否残余狭窄。术后 1、3、6、12 个月复查血管超声,明确是否出现再狭窄或闭塞。随访 1 年,如果无症状,则第 2 年再复查一次即可。注意:术后 1 周的超声参数作为术后随访观察的基础。

(五) TCD 监测报告的书写要点

监测动脉;麻醉后基础血流速度、血压;临时阻断颈动脉前后 MCA 血流速度(放置转流管前后 MCA 血流速度)及血压;栓子发生的时期及数量;开放颈动脉后 MCA 血流速度及血压;麻醉清醒后 MCA 血流速度及血压。

第三节　TCD 在颈动脉内膜剥脱术中的应用病例分析

【病史】

患者,男性,56 岁,因"言语笨拙 1 个月"于 2014 年 4 月 3 日就诊于吉林大学白求恩第一医院神经外科。

既往史:"脑梗死"病史 1 年,表现为右侧肢体活动欠灵活,经治疗未遗留明显后遗症。否认高血压、糖尿病及其他疾病病史,吸烟史 35 年,20~30 支 / 天,已戒 1 年,否认饮酒史。

查体:血压 120/58mmHg,心率 68 次 / 分,呼吸 16 次 / 分,LICA 起始处可闻及明显收缩期杂音。神清,言语略笨拙,脑神经查体未见明显异常,四肢肌力 5 级、肌张力正常,双侧腱反射对称引出,共济运动查体正常,深浅感觉未见异常,无病理征,无项强,Kernig 征阴性。心肺腹查体正常。

【术前血管超声分析】

如图 11-3-1 所示，TCD（2014-04-05）：LICA 发出 OA 之前重度狭窄（ACoA，LPCoA 未开放），试验性压迫 LCCA 20 秒，LMCA 血流速度下降至原来的 81%（Vs 由 68 cm/s 下降为 55cm/s）（A 图）；颈部动脉超声：双侧颈部动脉斑块形成（多发），LICA 起始处狭窄（70%~99%）（C、D 图）。

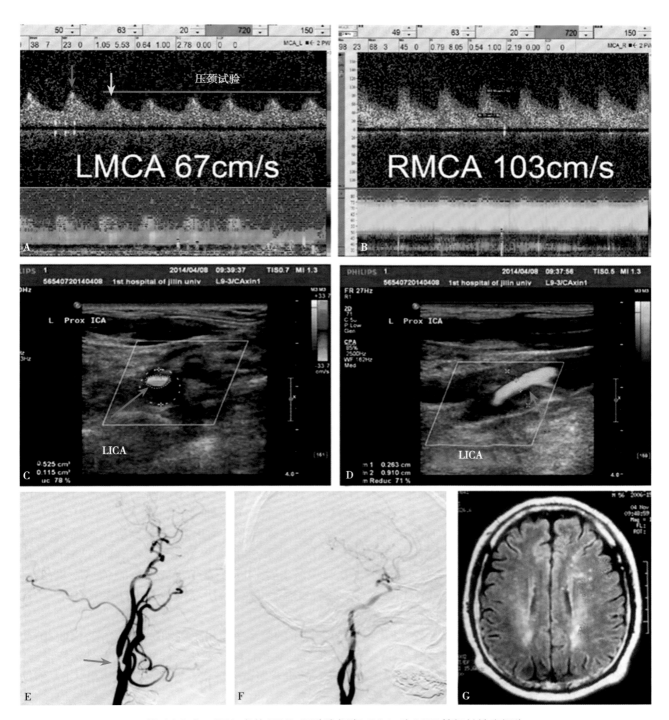

图 11-3-1　CEA 术前 TCD、颈动脉超声、DSA、头 MRI 等相关检查报告

A. LMCA 频谱，呈相对低流速低搏动改变，达峰时间延迟，压颈后血流下降，Vs 由 67cm/s 降至 55cm/s；B. RMCA 的频谱，血流速度及频谱形态均正常；C、D. 颈动脉超声探及 LICA 起始处狭窄（70%~99%）；E. DSA 证实 LICA 起始处重度狭窄（红箭头）；F. DSA 示 RICA 未见狭窄；G. 头 MRI 示左侧大脑半球多发梗死灶

【其他检查】

实验室检查：血、尿、便常规正常，凝血常规正常，肝功、血脂、血糖、同型半胱氨酸、叶酸、维生素 B_{12} 正常。

头部磁共振成像（magnetic resonance imaging，MRI）（1.5T）（2014-04-09）：左侧颞顶岛叶多发异常信号，考虑亚急性梗死可能性大；脑内多发腔隙性梗死、缺血灶及软化灶（图 11-3-1G）。

头 CTA：双侧 ICA 管壁钙化，未见血管狭窄及异常扩张。颈 CTA：双侧 CCA 远段、双侧 ICA 近段血管狭窄，以 LCCA 分叉前后狭窄为著。

数字减影血管造影（digital subtraction angiography，DSA）（2014-4-14）：LICA 起始处狭窄（70%~99%）（图 11-3-1E）。

【诊断与治疗】

临床诊断：脑梗死、LICA 发出 OA 之前重度狭窄。

综合患者的病情及辅助检查结果，神经外科决定针对狭窄的 LICA 给予 CEA 治疗，结合患者常规 TCD 和试验性压颈后 LMCA 血流速度改变情况，考虑术中暂不需要行转流术。术前服用"阿司匹林肠溶片 100mg，日 1 次口服；硫酸氢氯吡格雷片 75mg，日 1 次口服；阿托伐他汀钙片 20mg，日 1 次口服"及其他营养脑神经及清除自由基药物。

【CEA 术中 TCD 监测频谱】

患者于 2014 年 4 月 16 日行 LICA CEA，TCD 全程监测 LMCA 血流情况。如图 11-3-2 所示，术中监测情况如下：麻醉 10 分钟后，LMCA 的收缩期峰值血流速度为 54cm/s，PI 0.93（A 图），由手术区皮肤逐层切开，暴露血管区，用肝素 4000U 加入滴壶，试验性完全夹闭 LCCA 后，LMCA 血流速度下降至 40cm/s，下降为原血流速度的 74%，试验性完全夹闭 LICA，血流速度下降至 38cm/s，下降为原血流速度的 70%，因此，评估术中夹闭 CCA 后，LMCA 血流供血良好，暂不需要行转流术。剥脱术进行顺利，斑块被整块剥除，未见斑块残余，遂进行血管缝合。

缝合完毕，开放血管，LMCA 的血流速度为 50cm/s，PI 0.55（图 11-3-2B），开放后血流速度未见明显上升，且呈现低搏动血流信号改变，考虑原因：①有残余斑块或较大栓子脱落，造成 LICA 发出 LMCA 之前的狭窄或闭塞；②急性血栓形成，造成血管再次狭窄；③缝合血管时，缝合不当，导致血管狭窄。采用 TCD 16MHz 探头直接在血管表面，探测 LICA 剥脱切口附近血流情况，发现在缝合的切口附近，呈阶段性血流改变，切口处血流速度升高，伴涡流和湍流，声频粗糙（图 11-3-2D）；剥脱处近端血流呈现相对低流速高阻力血流信号改变（图 11-3-2C）；剥脱处远端血流呈相对低流速低搏动血流信号改变（图 11-3-2E），以上改变符合血管重度狭窄的表现。

故将血管二次切开，发现剥脱处有新鲜血栓形成（图 11-3-2F），将新鲜血栓取出，用肝素水冲洗血管，重新缝合血管，血流再通后 LMCA 血流速度恢复为 94cm/s，PI 0.94，频谱形态正常（图 11-3-2G）。TCD 持续监测至手术结束，术中可见几个微栓子信号，发生在首次缝合血管和开放即刻。

术后 4 小时复查 TCD，LMCA、LACA、LPCA 血流速度及频谱形态均正常，未见高灌注表现，患者意识清晰，无头痛、烦躁等症状，查体正常。术后给与"低分子肝素 5000U，皮下注射 2 次；阿司匹林肠溶片 100mg，日 1 次口服；硫酸氢氯吡格雷片 75mg，日 1 次口服"，术后 14 天复查 TCD：LMCA 血流速度 80cm/s，频谱形态正常（图 11-3-3A）；颈动脉超声：LICA 管腔通畅，血流速度及频谱形态正常（图 11-3-3C、D）。

【分析与讨论】

脑卒中已成为世界范围内第二大死亡原因，而 60% 以上的脑卒中是由于颈动脉狭窄引起，因此，颈动脉狭窄的治疗备受关注。多项指南指出，CEA 是中、重度颈动脉粥样硬化型狭窄（>50%）的首选治疗措施，其安全性和有效性已被欧美多个国家的大样本、多中心、随机对照试验证实。并且有文献指出，CEA 不仅可以预防卒中的发作，且可以改善已有的卒中症状。

CEA 同时也是一项高风险的外科手术，其成功率取决于充分的术前评估、严密的术中监测和即时的术后观察。其术中的并发症多为夹闭颈动脉所致的低灌注、术中产生的微栓子、急性血栓形成导致卒中、残余斑块导致狭窄或沿着内膜切缘出现血管夹层等，术后可发生高灌注综合征、动脉再狭窄或闭塞等。因此，准确、有效地监测方法来保证 CEA 的成功是极其必要的。

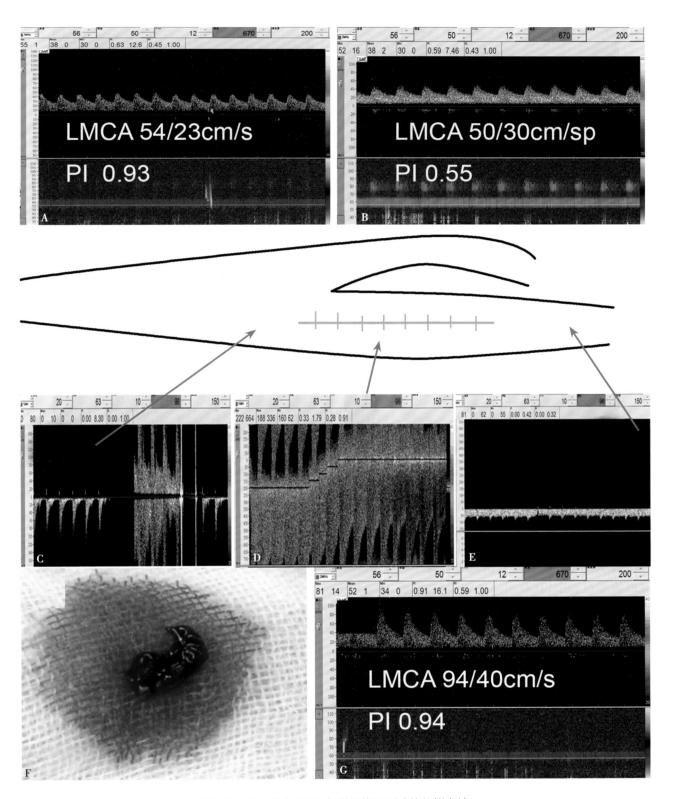

图 11-3-2　术中 TCD 频谱影像及形成的新鲜血栓

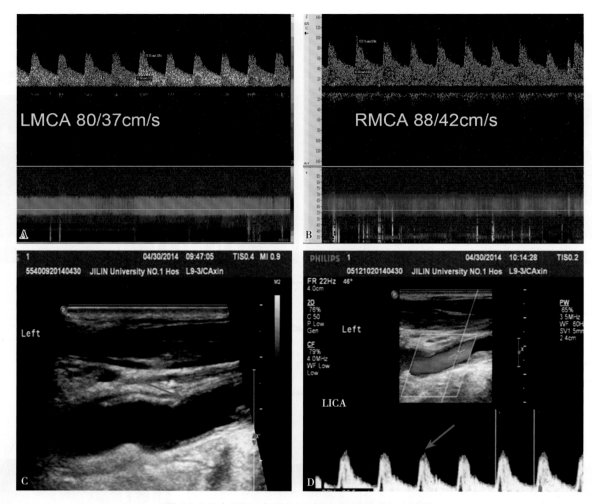

图 11-3-3　CEA 术后 14 天 TCD、颈动脉超声影像

A. LMCA 血流速度及频谱形态均正常;B. RMCA 血流速度及频谱形态均正常;C. 颈部动脉超声:LCCA 远段至 LICA 前壁可探及点状强回声(剥脱术针迹,箭头);D.LICA 血流速度及频谱形态均正常

　　研究表明,栓子的脱落是 CEA 围术期卒中最常见的原因,TCD 术中监测显示,几乎 90% 患者都会出现微栓子信号。微栓子的出现可贯穿于整个 CEA 操作过程中,如切开颈动脉、夹闭 CCA、缝合 CCA 后恢复血流等过程中,TCD 可以做到即时、敏感、动态的监测这些栓子,同时根据栓子信号的不同,大体上判断栓子的性质。一般情况下,大多数微栓子不会造成卒中的发生,但是微栓子的出现给术者起到提示作用,如:要动作轻柔、尽量避开病变血管、加强抗血小板药物的应用等。

　　颈动脉超声判断斑块剥离情况:CEA 术中监测到血流异常变化多见于内膜瓣、残余斑块、缝合不当造成的管腔狭窄等。内膜瓣是指剥脱斑块时掀起管壁上的纤维组织、这些组织片在血流中摆动,易黏附血小板形成血栓或导致再狭窄。残余斑块多数因为血管位置过深、暴露困难,造成切除不彻底,部分残余斑块还可见于近端,可能由于阻断夹夹在斑块上,造成切除不完全。还有缝合上的失误,将血管后壁缝合到血管前壁上。以上原因都会引起血流动力学的紊乱,TCD 监测可见血流速度增快、涡流或湍流、声频粗糙等血管狭窄的改变,严重的可见病变近端血管呈低流速高阻力、远端呈相对低流速低搏动血流信号改变等特征。TCD 可以及时发现这些异常,为及时纠正、提高手术成功率奠定了基础。

　　本篇文章报道的是 TCD 在术中监测时发现急性血栓形成造成颈动脉二次狭窄,并对血栓形成的过程及 TCD 频谱的改变做了详细的描述。一般来说,CEA 术中探测血流动力学的异常,常见原因如上文提出,而急性血栓形成较少见。本篇文章在术后缝合颈动脉过程中即刻形成较大的新鲜血栓,考虑与术中血管夹夹闭不够紧,导致 ECA 的分支血管极微量渗血、血液淤滞有关,二次切开血管,清除血栓,并重新用血管夹彻底止血,加用肝素冲洗后,未再见新鲜血栓形成,术后 14 天颈动脉超声显示病侧颈动脉管壁通畅,TCD 示颅内血管血流速度及频谱形态正常。该案例提示,术中需彻底完全止血,保证血管区域的干净、并常规给予抗凝药物有助于避免术中急性血栓的形成。

　　TCD 应用于 CEA 围术期的评估和监测,可以客观地、实时地、动态地观察血流动力学的变化,并且可以及时发现术中异常,有效地降低了围术期风险和并发症,为 CEA 的成功保驾护航。

参考文献

1. 凌峰.脑血管病理论与实践[M].北京:人民卫生出版社,2008.

2. 华扬.实用颈动脉与颅脑血管超声诊断学[M].北京:科学出版社,2002.

3. 高山,黄家星.经颅多普勒超声(TCD)的诊断技术与临床应用[M].北京:中国协和医科大学出版社,2004.

4. Sundt TM Jr,Sharbrough FW,Anderson RE,et al.Cerebral blood flow measurements and electroencephalograms during carotid endarterectomy[J].J Neurosurg,2007,107(4):887-897.

5. Haupt WF,Erasmi-Körber H,Lanfermann H.Intraoperative recording of parietal SEP can miss hemodynamic infarction during carotid endarterectomy:a case study[J].Electroencephalogr Clin Neurophysiol,1994,92(1):86-88.

6. Aburahma AF,Stone PA,Hass SM,Dean LS,Habib J,Keiffer T,Emmett M.Prospective randomized trial of routine versus selective shunting in carotid endarterectomy based on stump pressure[J].J Vasc Surg,2010,51(5):1133-1138.

7. McDowell HA Jr,Gross GM,Halsey JH.Carotid endarterectomy monitored with transcranial Doppler[J].Ann Surg,1992,215(5):514-518;discussion 518-519.

8. Bonita R,Mendis S,Truelsen T,et al. The global stroke initiative[J]. The Lancet Neurology,2004,3(7):391-393.

9. Hobson Ⅱ R W,Mackey W C,Ascher E,et al. Management of atherosclerotic carotid artery disease:clinical practice guidelines of the Society for Vascular Surgery[J]. Journal of Vascular Surgery,2008,48(2):480-486.

10. Brot TG,Halperin JL,Abbara S,et al. 2011ASA/ACCF/AHA/AANN/AANS/ACR/ASNR/CNS/SAIP/SCAI/SIR/SNIS/SVM/SVS Guideline on the Management of Patients With Extracranial Carotid and Vertebral Artery DiseaseA Report of the American College of Cardiology Foundation/American Heart Association Task Force on Practice Guidelines,and the American Stroke Association,American Association of Neuroscience Nurses,American Association of Neurological Surgeons,American College of Radiology,American Society of Neuroradiology,Congress of Neurological[J]. Journal of the American College of Cardiology,2011,57(8):e16-e94.

11. North American Symptomatic Carotid Endarterectomy Trial Collaborators. Beneficial effect of carotid endarterectomy in symptomatic patients with high-grade carotid stenosis[J]. The New England Journal of Medicine,1991,325(7):445.

12. Halliday A,Mansfield A,Marro J,et al. Prevention of disabling and fatal strokes by successful carotid endarterectomy in patients without recent neurological symptoms:randomised controlled trial[J]. Lancet,2004,363(9420):1491-1502.

13. 张勤奕,张苗.1000 例颈动脉内膜剥脱术体会与思考[J].中华老年心脑血管病杂志,2009(9):652-654.

14. Van der Schaaf IC,Horn J,Moll FL,et al. Transcranial Doppler monitoring after carotid endarterectomy[J]. Annals of Vascular Surgery,2005,19(1):19-24.

15. Kaufmann T J,Huston Ⅲ J,Mandrekar J N,et al. Complications of Diagnostic Cerebral Angiography:Evaluation of 19 826 Consecutive Patients 1[J]. Radiology,2007,243(3):812-819.

16. Moritz S,Kasprzak P,Arlt M,et al. Accuracy of cerebral monitoring in detecting cerebral ischemia during carotid endarterectomy:a comparison of transcranial Doppler sonography,near-infrared spectroscopy,stump pressure,and somatosensory evoked potentials[J]. Anesthesiology,2007,107(4):563-569.

17. 郑宇,华扬,凌锋,等.颈动脉内膜剥脱术前、术中、术后颅内外血流动力学变化的研究[J].中国医学影像技术,2005,20(12):1872-1874.

18. 华扬,凌晨.双功能经颅多普勒超声对颈动脉内膜剥脱术的监测[J].中国医学影像技术,2000.

19. Georgiadis D,Siebler M. Detection of microembolic signals with transcranial Doppler ultrasound[J]. 2006,16(2):155-157.

20. Dalman JE,Beenakkers ICM,Moll FL,et al. Transcranial Doppler monitoring during carotid endarterectomy helps to identify patients at risk of postoperative hyperperfusion[J]. European Journal of Vascular and Endovascular Surgery,1999,18(3):222-227.

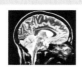

汉英名词对照

搏动指数	pulsatility index, PI
磁共振成像	magnetic resonance imaging, MRI
磁共振血管造影	magnetic resonance angiography, MRA
CT 血管造影	computed tomography angiography, CTA
大动脉炎	Takayasu arteritis
大脑后动脉	posterior cerebral artery, PCA
大脑前动脉	anterior cerebral artery, ACA
大脑中动脉	middle cerebral artery, MCA
电子计算机 X 射线断层扫描	computed tomography, CT
动静脉畸形	arterial venous malformation, AVM
短暂性脑缺血发作	transient ischemic attack, TIA
国际神经功能缺损评分	national institute of health stroke scale, NIHSS
后交通动脉	posterior communicating artery, PcoA
滑车上动脉	supratrochlear artery, StrA
基底动脉	basilar artery, BA
经颅彩色多普勒超声	transcranial color-coded duplex sonography, TCCD
经颅多普勒	transcranial Doppler, TCD
经食管超声	transesophageal echocardiography, TEE
甲状腺上动脉	superior thyroid artery, STA
颈动脉彩色多普勒超声	carotid Doppler ultrasonography, CDU
颈动脉内膜剥脱术	carotid endarterectomy, CEA
颈动脉支架置入术	carotid artery stenting, CAS
颈内动脉	internal carotid artery, ICA
颈内动脉颅外段	extracranial internal carotid artery, ICAex
颈内动脉海绵窦瘘	carotid cavernous fistula, CCF
颈内动脉虹吸段	carotid siphon, CS
颈内动脉终末段	terminal internal carotid artery, TICA
颈外动脉	external carotid artery, ECA
颈总动脉	common carotid artery, CCA
连续波多普勒	continuous wave Doppler, CW
颅内动脉瘤	intracranial aneurysm, ICAN
卵圆孔未闭	patent foramen oval, PFO
脉冲波多普勒	pulsed wave Doppler, PW

脉冲重复频率	pulse recurrence frequency, PRF
弥散加权成像	diffusion weighted imaging, DWI
M 模	power motion-mode Doppler, PMD
脑梗死	cerebral infarction, CI
脑血流自动调节	cerebral autoregulation, CA
脑血流	cerebral blood flow, CBF
脑过度灌注综合征	cerebral hyperperfusion syndrome, CHS
前交通动脉	anterior communicating artery, ACoA
桡动脉	radio artery, RA
溶栓脑缺血分级	thrombolysis in brain ischemia, TIBI
数字减影血管造影	digital subtraction angiography, DSA
锁骨下动脉	subclavian artery, SubA
锁骨下动脉盗血综合征	subclavian steal syndrome, SSS
收缩期峰值流速	the peak systolic velocity, Vs
舒张末期流速	end-diastolic velocity, Vd
平均流速	mean velocity, Vm
体感诱发电位	somatosensory evoked potential, SSEP
微栓子信号	microembolic signal, MES
无名动脉	innominate artery, IA
小脑后下动脉	posterior inferior cerebella artery, PICA
小脑前下动脉	anterior inferior cerebellar artery, AICA
小脑上动脉	superior cerebellar artery, SCA
血管反应性	vasomotor reactivity, VMR
烟雾病	Moyamoya disease, MMD
眼动脉	ophthalmic artery, OA
腋动脉	axillary artery, AA
右侧	right, R
枕动脉	occipital artery, OcciA
蛛网膜下腔出血	subarachnoid hemorrhage, SAH
主动脉弓	aorta
椎动脉	vertebral artery, VA
椎动脉寰枢段或枕段	atlas segment of vertebral artery, VAatlas
椎动脉起始部	proximal segment of vertebral artery, VApro
椎基底动脉	vertebral basilar artery, VBA
阻力指数	resistance index, RI
左侧	left, L